BOUGE, MANGE, RESPIRE ET BALANCE TON POIDS

COMMENT PERDRE 17 KG EN 103 JOURS ?
ET MÊME 30 KG EN 225 JOURS !

Naturellement, mais avec volonté

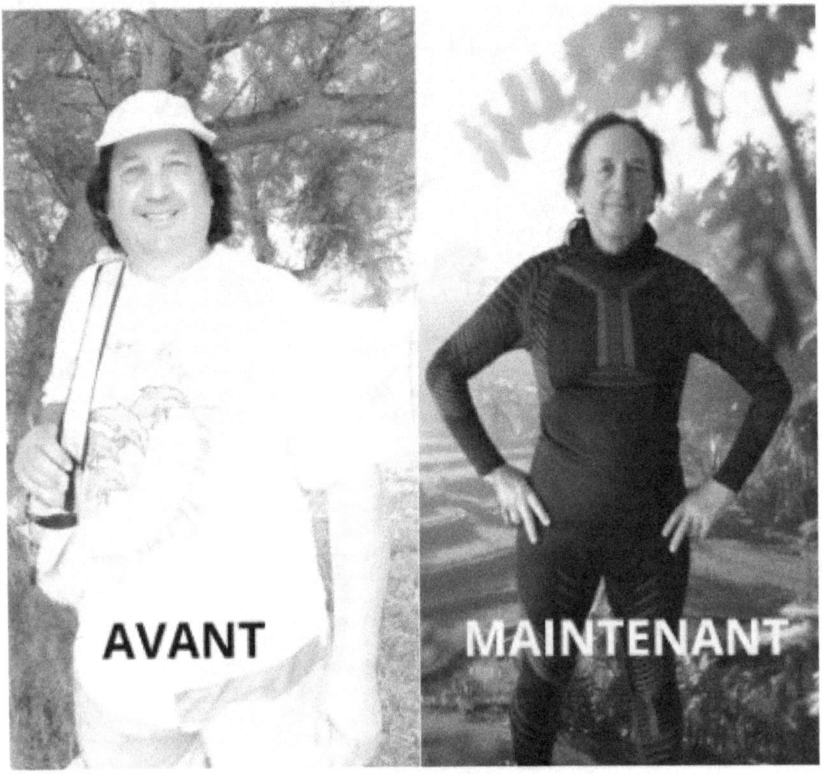

ÉRIC BOROWIAK

CE QUE J'AI PU ACCOMPLIR,
VOUS POUVEZ L'ACCOMPLIR !

Préface

Vivre sans excès, mais bien !

Entreprendre un régime, c'est mettre l'accent sur la relation entre la nourriture, la volonté, le sport et le bien-être mental.

De nos jours, l'idée d'entreprendre un régime va bien au-delà de la simple quête d'une silhouette svelte. Pour beaucoup, c'est un voyage personnel vers un mode de vie plus sain, une exploration consciente de la relation entre la nourriture, la volonté, l'activité physique et le bien-être mental.

La décision d'initier un régime peut souvent être motivée par le désir de prendre le contrôle de sa santé globale. La nourriture devient alors bien plus qu'une simple source de calories ; elle devient le carburant qui nourrit le corps et l'esprit. Opter pour des choix alimentaires équilibrés et nutritifs devient une déclaration d'intention en faveur d'une vie plus saine.

La volonté occupe une place centrale dans cette démarche. Résister aux tentations, établir des limites et rester fidèle à ses objectifs alimentaires exigent une détermination constante. C'est un exercice de maîtrise de soi qui transcende le simple aspect physique pour devenir un moyen de développer une force mentale et émotionnelle.

Le sport, dans ce contexte, n'est pas simplement un moyen de brûler des calories, mais une célébration du mouvement et de la vitalité.

L'activité physique devient un complément essentiel au régime, offrant des bienfaits tant physiques que mentaux. Que ce soit la marche, la course, le yoga ou toute autre forme d'exercice, cela devient une expression de l'amour et du respect envers son propre corps.

Au-delà de l'aspect physique, un régime bien équilibré a des répercussions positives sur le bien-être mental. Une alimentation saine est liée à une meilleure concentration, une humeur plus stable et une énergie accrue. Il s'agit donc d'un investissement dans une qualité de vie globale, nourrissant non seulement le corps, mais aussi l'esprit.

En fin de compte, entreprendre un régime est bien plus qu'une simple quête esthétique. C'est une décision profonde visant à cultiver une relation saine avec la nourriture, à renforcer la volonté, à embrasser le mouvement et à cultiver un état d'esprit positif. C'est une recherche constante de l'équilibre entre le bien-être physique et mental pour atteindre une version épanouissante de soi-même.

Reconnaissances

Je tiens à exprimer ma profonde gratitude à mes amis Pierre Marcouyre et Lionel Carré pour leur contribution à mes photographies.

Je suis infiniment reconnaissant envers mon éditeur, les Éditions Pierre Semard, pour m'avoir offert l'opportunité de partager mon expérience à travers ce livre.

Éric Borowiak

Avant toute chose, examinons les faits principaux du livre

Les personnes qui me connaissent, qui m'ont croisé, savent que j'ai réellement perdu du poids en si peu de temps et que ma santé est excellente. J'ai donc indiqué, dans mon livre, que mes différentes pesées de poids avaient été pratiquées chez des médecins.

Cependant, des lois relatives à la vie privée, notamment l'Article 9 du Code Civil qui stipule que *"Chacun a droit au respect de sa vie privée"*, interdisent généralement la publication d'informations personnelles sur autrui, y compris son adresse, considérée comme une atteinte à la vie privée. Mentionner l'adresse d'une personne sans son consentement pourrait donc être considéré comme une violation de ce droit.

De plus, le Code de la santé publique, notamment l'article R4127-73, énonce les principes de confidentialité et de secret professionnel auxquels les médecins sont tenus. Cela pourrait également s'appliquer si le fait de révéler l'adresse permet indirectement d'identifier le professionnel de santé.

Même avec le consentement des médecins pour la publication de leurs noms, voire même de leurs adresses, cela n'est pas possible en raison des principes déontologiques, mais aussi du risque d'actions en justice de la part de leurs collègues pour publicité détournée.

Dans ce cas, il aurait été plus logique de se rendre chez un commissaire de justice et de lui présenter les ordonnances de mes pesées afin qu'il puisse constater les faits et établir un constat.

En France, selon l'article 66-5 de la loi n°91-647 du 10 juillet 1991, le commissaire de justice est tenu par le secret professionnel et ne peut divulguer d'informations enfreignant ce devoir. Cependant, l'adresse, dans certains cas, peut suffire à identifier le médecin, ce qui pourrait être considéré comme une violation du secret professionnel ou une atteinte à la vie privée.

Ainsi, la seule possibilité qui s'offrait à moi pour justifier mes pesées de poids était de publier au sein même de mon livre les ordonnances des pesées, dont les prescriptions et les coordonnées ont été retirées. À l'exception de ce que le Code civil autorise, les noms des villes, à l'exception du laboratoire d'analyse médicale, celui-ci étant le seul établissement de ce type dans cette localité. Je vous laisse le soin de consulter mes divers documents en page 236.

Le 18 février 2024

Nom : Borowiak

Prénom : Éric

Taille : 1,77 mètres

Poids : 70 kg

Taille pantalon : 40

Taille haut de corps : S

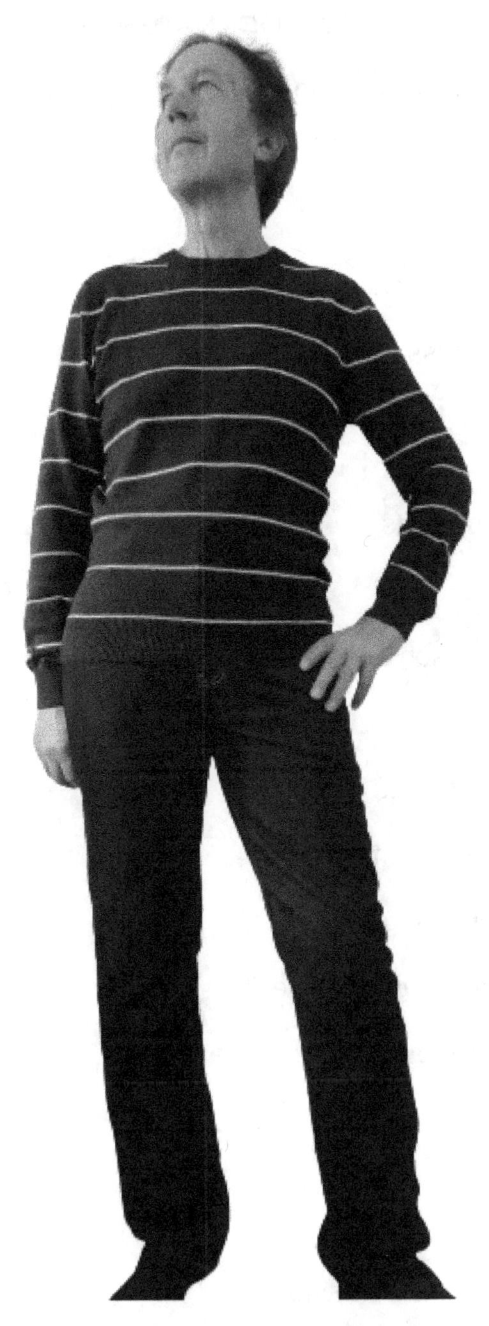

**CE QUE J'AI PU ACCOMPLIR !
VOUS POUVEZ L'ACCOMPLIR !**

TABLE DES MATIÈRES

Remerciements,

À Madame Aline Fayolle, pour son travail, sa disponibilité et son professionnalisme.

À Cathy, à Pierre, et au groupe de Valence, pour leur joie, leur dynamisme, et leur engagement à faire de chacune de nos rencontres un moment de bonheur.

À la direction, au personnel des thermes de Rochefort pour leur accueil, leur patience et leur amabilité.

Mes remerciements s'étendent également à la ville de Rochefort, qui déploie des initiatives louables pour assurer un séjour agréable aux curistes.

Émotion, réflexion, décision

Lorsque j'ai décidé de partager mon parcours de perte de poids de 17 kg en seulement 103 jours, soit 3 mois et 11 jours, j'ai ressenti le besoin de le mettre par écrit. Les chiffres cités ci-dessus prennent une grande importance lorsqu'on aborde un changement alimentaire, poids kilo, nombre d'heures, de jours, de mois.

Mais également afin de répondre à diverses interrogations concernant cette perte de poids rapide sans que cela ne constitue une véritable source de souffrance pour moi.

Cependant, j'ai souhaité approfondir ma démarche en consultant plusieurs médecins afin de corroborer la véracité de mon régime. Mais aussi auprès d'un laboratoire d'anlyse pour vérifier que je n'avais pas de carence alimentaires.

Il est crucial, lorsqu'on suit un régime, de parvenir à stabiliser son poids et surtout d'éviter toute reprise de poids ultérieure. Le retour à une alimentation normale après un régime peut entraîner un apport énergétique excessif par rapport aux besoins, notamment en raison de la réduction de la masse musculaire, conduisant ainsi à une reprise de poids. En résumé, il est essentiel, après un régime, de maintenir une alimentation équilibrée et adaptée pour préserver les résultats obtenus.

Les dates et les chiffres ci-dessous décrivent ma diminution de poids au fil des mois.

- 07 juin 2023 : 99 kg
- 23 juin 2023 : 94 kg
- 30 juin 2023 : 93 kg
- 18 septembre 2023 : 82 kg
- 07 décembre 2023 : 78 kg
- 29 décembre 2023 : 74 kg
- 19 janvier 2024 : 72 kg

Une perte totale de 25 kg a été enregistrée sur une période de 205 jours, allant du 07 juin 2023 au 29 décembre 2023. Il est à noter une perte significative de 17 kg sur les 103 premiers jours, du 07 juin au 18 septembre 2023, sans jamais les reprendre, même lors des périodes festives de fin d'année. Mieux, j'ai réussi, entre le 7 et le 29 décembre 2023, à perdre 4 kg.

Cependant, il est important, avant d'entreprendre tout régime ou programme de perte de poids, de consulter un professionnel de la santé, tel qu'un médecin, un diététicien ou un nutritionniste. Ils pourront évaluer votre état de santé actuel, vos besoins nutritionnels et votre capacité à perdre du poids rapidement en toute sécurité.

Lorsque j'ai cherché à consigner rapidement mon expérience de perte de poids par écrit. Ma famille, mes amis, ceux qui me sont proches m'ont fait de nombreuses remarques aussi du genre : *"Te rends-tu compte que tu risques de décrédibiliser tes autres livres sur le droit du travail, la grande distribution ? Tes lecteurs ne s'imaginent pas que tu veuilles écrire sur un régime alimentaire, surtout après avoir publié un livre sur la mécanique automobile !"*

J'ai balayé ces préoccupations d'un revers de main et ai répondu : *"Mes lecteurs comprendront certainement ma démarche." "Les sujets que j'aborde dans mes livres sont des domaines que je maîtrise parfaitement, vérifiés par des professionnels spécialisés dans les thèmes que je traite."*

Tout comme de nombreuses personnes choisissent d'écrire des livres qui ne sont pas directement liés à leur domaine professionnel. Il est tout à fait envisageable de s'exprimer sur des sujets divers et variés.

Malgré l'omniprésence des publicités vantant les régimes à la télévision, à la radio, dans la presse écrite, sur d'immenses panneaux d'affichage, et même sur les réseaux sociaux, avec leurs images avant-après, j'ai maintenu ma détermination de faire partager mon expérience "avant-après"

Car nombre de publicités vantent les mérites de plats préparés, insinuant qu'il suffit de s'installer à table ou dans son canapé pour les savourer et perdre du poids. Bien que ces mets puissent être délicieux, où se trouve le plaisir de la préparation culinaire ? De plus, se contenter de déguster les délices qui nous sont présentés ne suffit pas. Il est essentiel de comprendre qu'un régime équilibré ne peut être réussi sans l'accompagnement d'une activité physique régulière.

Cependant, cela ne signifie pas que les divers canaux de diffusion publicitaire altèrent les photographies, bien au contraire. D'ailleurs, j'ai moi-même sur la première page de couverture procédé de la même manière. La photo qui me montre avec mes kilos avant mon régime, tandis que l'autre, illustre ma perte de poids.

Ma question se pose plutôt sur la capacité à maintenir une perte de poids ou à reprendre des kilos. Pour ma part, je n'ai rien repris et j'ai atteint mon objectif de 72 kg.

Il est important de noter que perdre du poids rapidement peut être plus facile que de maintenir cette perte de poids à long terme. Le maintien d'un poids corporel sain implique généralement des changements de mode de vie durables.

Il est contre-productif de déployer des efforts considérables pour perdre du poids si, quelques mois plus tard, vous vous retrouvez à recommencer le même processus.

Il est crucial de garder à l'esprit que notre corps réagit attentivement. En négligeant votre vigilance, votre organisme pourrait accumuler des réserves de graisse. Cela pourrait conduire à un poids encore plus élevé qu'au début de votre régime, si vous ne prenez pas les précautions nécessaires.

Donc il est important de maintenir une vigilance constante envers votre alimentation, tout en permettant encore des moments de plaisir. Pendant que je suivais mon régime, il m'arrivait parfois de fréquenter des restaurants de différentes cuisines, tels que chinois, traditionnel, voire même des pizzerias, tout en continuant à préparer des plats savoureux.

À travers ces pages, je partagerai avec vous les bons réflexes à adopter, ainsi que les aliments appropriés qui ont contribué à mon propre succès dans cette démarche.

Maigrir oui, souffrir non !

Maigrir peut se faire sans nécessairement éprouver de souffrance. Cela suggère une approche équilibrée et saine de la perte de poids, en opposition à des régimes extrêmes ou à des méthodes qui pourraient entraîner des souffrances physiques ou émotionnelles.

Cependant, il est aussi important de noter que la perte de poids doit être abordée de manière individualisée, car ce qui fonctionne pour une personne peut ne pas convenir à une autre.

Je recommande vivement de ne pas impliquer votre famille dans la préparation de vos repas. Je peux vous assurer que cela risque de se solder par un échec, car un régime ne peut être imposé. Il doit être entrepris uniquement par la volonté personnelle de la personne concernée.

Revenons maintenant aux photographies "avant" et "après". Mon souhait était réellement que les lecteurs de ce livre puissent, à leur tour, retrouver une taille idéale mais surtout de maintenir dans le temps cette taille. Mais qu'est-ce que cela signifie, une taille idéale ?

La notion de taille idéale pour une personne peut varier en fonction de divers facteurs tels que la culture, les normes sociales, les critères de beauté en vigueur, et les préférences individuelles. Il n'y a pas de taille unique qui convienne à tout le monde, et la perception de la beauté peut être subjective.

Dans certaines sociétés, il peut exister des normes de beauté qui favorisent une certaine silhouette ou une certaine taille. Cependant, il est essentiel de reconnaître que la diversité des corps est naturelle et que la beauté ne se limite pas à une forme ou une taille spécifique.

Mais rappelez-vous que l'importance de votre physique vous concerne uniquement, et non le regard que les autres portent sur vous.

Il est important de promouvoir la santé et le bien-être plutôt que de se conformer à des normes arbitraires. La santé physique, mentale et émotionnelle, ainsi que l'estime de soi, sont des éléments cruciaux à considérer plutôt que de se fixer des critères basés uniquement sur l'apparence physique.

En fin de compte, la "taille idéale" devrait être celle où une personne se sent bien dans son corps et où elle peut maintenir un mode de vie sain. Il est toujours recommandé de consulter des professionnels de la santé pour des conseils adaptés à chaque individu.

Cependant, j'ai choisi d'agir en solitaire, sans plus suivre les conseils de l'un et de l'autre. Mais en effectuant tout de même des suivis de mon organisme par différents médecins. Mais aussi en laboratoire pour vérifier que je n'avais pas de carence alimentaires.

Car, les carences alimentaires se produisent lorsque l'organisme ne reçoit pas les nutriments essentiels dont il a besoin pour fonctionner correctement. Ces nutriments comprennent les vitamines, les minéraux, les protéines, les glucides et les lipides.

Lorsque l'apport de l'un de ces éléments nutritifs est insuffisant, cela peut entraîner des problèmes de santé. Par exemple, une carence en vitamine C peut causer le scorbut, tandis qu'une carence en fer peut conduire à l'anémie. Les carences alimentaires peuvent résulter d'une alimentation déséquilibrée, d'un régime restrictif, de problèmes d'absorption des nutriments ou d'autres facteurs. Il est essentiel de maintenir une alimentation équilibrée pour éviter les carences et promouvoir une bonne santé.

Il fallait donc que je perds du poids tout en préservant ma santé. Mais, préserver sa santé tout en faisant un régime alimentaire nécessite une approche équilibrée et adaptée.

Tout d'abord, il faut équilibrer son alimentation, il faut s'assurer d'inclure une variété d'aliments dans son régime, comprenant des fruits, des légumes, des protéines maigres, des grains entiers et des produits laitiers faibles en gras.

Vous l'avez compris, il faut éviter au maximum de consommer des aliments gras et transformés, des sucreries, des fritures ou de l'alcool.

Il faut aussi surveiller la taille de ses portions pour éviter de trop manger. Au fil des jours, j'ai appris à reconnaître les signaux de satiété de mon corps. Mieux encore, je savais à quel moment mon corps aller me demander de le nourrir. Je pouvais donc devancer ce moment comme par exemple de boire suffisamment d'eau que je préparais avec d'autres mélanges. Car parfois, la soif est confondue avec la faim.

Il faut donc écouter son corps. Ainsi, si vous ressentez de la fatigue, des étourdissements ou d'autres symptômes, il faut ajuster votre régime alimentaire en conséquence comme par exemple augmenter vos portions.

Tout comme moi, au fil du temps, vous apprécierez les transformations de votre corps. Dans mon cas, j'ai connu une évolution significative : je n'ai pas seulement perdu du poids, mais j'ai également renforcé ma confiance en moi.

Avant, j'éprouvais de la gêne, depuis que j'étais sorti du cabinet de mon médecin à me regarder, mais aujourd'hui, je prends plaisir à contempler les changements. Cette métamorphose a eu des répercussions positives sur mon état d'esprit, m'apportant un moral bien meilleur.

Comme vous le découvrirez, il est impératif de combiner régime alimentaire et pratique sportive, ces deux éléments étant complémentaires. Je vous expliquerai les divers types de sports que vous pouvez envisager.

En effet, l'une des erreurs les plus fréquentes commises par ceux qui ont du mal à perdre du poids est le manque d'activité physique. En effet, en diminuant l'apport énergétique, le corps a tendance à réduire son métabolisme, c'est-à-dire la quantité de calories qu'il brûle chaque jour pour maintenir ses fonctions vitales.

Car pour réduire la couche de graisse logée au niveau de son abdomen, il faut brûler plus de calories que vous en mangez. Or, l'exercice physique est fort utile, car il permet de brûler des calories. "Brûler des calories" fait référence au processus par lequel notre corps utilise de l'énergie pour accomplir diverses activités physiques et maintenir des fonctions corporelles essentielles. Les calories sont une unité d'énergie, et lorsque vous brûlez des calories, vous utilisez cette énergie pour effectuer des tâches telles que marcher, courir, faire de l'exercice ou simplement maintenir vos fonctions corporelles de base, comme la respiration et la digestion.

La motivation

Tout d'abord, l'une des étapes cruciales pour quiconque aspire à perdre du poids est de mettre en place un programme solide et viable. La motivation joue un rôle essentiel dans ce processus, car sans elle, vous vous exposez à des difficultés majeures. Car le manque de motivation peut entraîner diverses difficultés majeures lorsqu'on souhaite perdre du poids.

Se motiver pour perdre du poids et atteindre ses objectifs minceurs peut représenter un défi de taille, je vous propose ces quelques conseils qui pourraient vous aider à maintenir votre motivation.

Premièrement, il est essentiel de définir des objectifs réalistes et réalisables. Évitez les attentes irréalistes qui pourraient conduire à la déception. Plutôt que de fixer des objectifs comme courir 10 km demain ou perdre 5 kg dès la semaine prochaine, optez pour des objectifs progressifs adaptés à votre situation.

Ensuite, élaborez un plan d'action concret détaillant des étapes spécifiques pour atteindre vos objectifs. Intégrez des ajustements dans votre alimentation, établissez une routine d'exercice, et suivez vos progrès à l'aide d'un journal.

Personnellement, j'ai conçu mon programme minceur avec une approche méthodique et disciplinée, comme vous pourrez le constater au fil des pages.

N'oubliez pas de célébrer vos petites victoires. Chaque étape de votre progression vers la perte de poids, aussi modeste, soit-elle, mérite d'être célébrée. Observer les succès, même minimes, comme la baisse de poids sur la balance, peut procurer une grande satisfaction.

Au lieu de se focaliser exclusivement sur la perte de poids, concentrez-vous sur votre bien-être global. Adoptez un mode de vie sain intégrant une alimentation équilibrée et une activité physique régulière, car la perte de poids s'accompagne souvent d'une sensation de réjouissance.

Pour rendre l'exercice plus plaisant, choisissez des activités physiques que vous trouvez agréables, que ce soit la danse, la marche ou la natation.

Personnellement, j'ai sélectionné trois sports qui ont su répondre à mes attentes sans que je ne ressente ni découragement ni lassitude au cours de mon programme minceur.

Apprenez à gérer le stress, car celui-ci peut agir ou influencer vos habitudes alimentaires.

Des techniques telles que la méditation ou le yoga peuvent contribuer à maintenir une relation saine avec la nourriture.

En cours de route, appréciez votre corps à chaque étape du processus. La bienveillance envers soi-même est essentielle pour maintenir une attitude positive. Même si, de manière rare, des doutes sur l'efficacité du régime peuvent survenir, il est crucial de souligner l'importance de la persévérance. La motivation peut connaître des fluctuations, mais la clé réside dans la capacité à revenir sur la bonne voie, même après des moments difficiles.

C'est décidé, je balance
mon poids !

Le 7 juin 2023, restera à tout jamais une date gravée dans ma mémoire et dans ce livre que vous avez eu la bonne intention d'acquérir.

Ce jour-là, j'étais chez mon médecin. Comme à son habitude en fin de consultation, il me demanda de me peser. Dans la salle de soins, vêtu seulement d'un slip et de chaussettes, j'ai monté sur la balance. L'aiguille, insouciante dans sa lancée, s'arrêta impitoyablement sur le chiffre 99, oui, 99 kg. Je l'annonçai à haute voix à mon médecin qui était resté à son bureau.

Dès l'annonce de ce chiffre, il fit irruption dans la pièce en s'exclamant : *"Mais qu'as-tu fait ? Ton poids est énorme !"* Amusé, je répondis : *"Eh bien oui, un poids, c'est toujours lourd."* Cependant, il insista : *"Non, non Éric, tu risques beaucoup de complications, comme des problèmes cardiaques, du diabète, de l'hypertension. Il est impératif que tu consultes un diététicien qui t'aidera à perdre ce surpoids. Tu ne peux pas rester ainsi."* À ce moment-là, je me demandai si ce poids était plus préoccupant pour lui que pour moi, car je n'en avais pas encore pris conscience.

C'est en sortant du cabinet, en passant devant la porte vitrée, que j'ai pris conscience de mon obésité en voyant mon reflet. Je ne sais pas si ce sont les cinq lettres du mot "obèse" ou les deux chiffres 99 qui m'ont le plus effrayé.

Ce jour-là, le 7 juin 2023, a été le déclic. J'ai donc décidé de me débarrasser de ce surplus de poids. Bien que la tâche ne soit pas facile, j'étais déterminé à relever ce défi, à me libérer de ce poids superflu, de cette graisse. J'ai beaucoup de volonté, je devais y parvenir.

Une fois de retour chez moi, une décision s'est imposée. J'ai pris mon téléphone pour contacter rapidement mon agence de voyage en vue d'un départ imminent. Le besoin de m'évader, de quitter l'environnement où j'avais pris du poids, de fuir ma demeure, était impérieux. Partir, c'était devenu une nécessité. Ce départ était crucial pour prendre soin de mon corps. Je ressentais également le besoin impérieux de me retrouver au bord de la mer, de fouler le sable, et d'inspirer l'air iodé.

Par ailleurs, j'ai constaté qu'il n'était pas recommandable de rester à la maison toute la journée, car cela peut entraîner le fait d'ouvrir les placards et de grignoter. Il est préférable de prendre une bouffée d'air frais à l'extérieur.

Le 12 juin 2023, je suis en Charente-Maritime, aux Thermes de Rochefort prêt à entamer un séjour de remise en forme. Je n'avais averti personne. Je souhaitais affronter seul ce défi de perte de poids.

Mais, ce départ précipité est également dû à un certain niveau de stress induit par la pression associée à la perte de poids. Car, il est essentiel de ne pas divulguer votre intention de suivre un régime à votre entourage.

Chaque rencontre se transformera en une série de questions récurrentes telles que *"Alors, combien as-tu perdu ?"*, *"Est-ce difficile ce régime ?"*, *"Tiens-tu le coup ?"*. Ces interrogations incessantes peuvent créer une appréhension à l'idée de retrouver famille, amis ou de participer à des événements sociaux. Paradoxalement, le stress généré peut même contribuer à une prise de poids.

Il est donc préférable de rester discret à ce sujet. Je me souviens qu'après quelques mois d'efforts pour perdre du poids, j'ai rencontré des connaissances lors de sorties en randonnée pédestre, entre autres. Elles m'ont confié : *"Quand je t'ai vu tout à l'heure, j'ai pensé que tu étais malade, mais je n'osais pas te poser la question. Ta perte de poids est vraiment impressionnante"*.

Comment le stress peut-il développer un surpoids ?

Nous possédons dans notre corps une hormone stéroïdienne, le cortisol, également connue sous le nom d'hormone du stress, produite par les glandes surrénales. Ces glandes sont situées au-dessus de chaque rein. Le cortisol joue un rôle essentiel dans plusieurs fonctions du corps humain, et son niveau varie tout au long de la journée, atteignant son pic généralement, le matin et diminuant la nuit.

Le cortisol est souvent associé à la réponse au stress. En situation de stress, que ce soit physique ou émotionnel, le corps libère du cortisol pour aider à mobiliser les ressources nécessaires à la réaction de survie.

Bien que le cortisol soit essentiel à certaines fonctions corporelles, des niveaux élevés prolongés de cortisol, souvent dus au stress chronique, peuvent avoir des effets négatifs sur la santé, tels que la résistance à l'insuline, le stockage accru de graisses, des troubles du sommeil et des problèmes immunitaires.

Il est essentiel de gérer son régime, et bien que la gestion du stress ne soit pas toujours évidente, il est indispensable de ne pas stimuler cette hormone

Pendant mon séjour aux Thermes de Rochefort, je ressentais un bien-être qui m'apportait un sentiment de calme, de tranquillité, et de paix intérieure. Cette sérénité allait m'aider à adoucir le stress, à favoriser la détente, et à aborder plus sereinement ma démarche de perte de poids.

En effet, la station thermale, qui exploite les bienfaits de l'environnement marin pour promouvoir la santé et le bien-être, crée un cadre propice à la détente. L'air marin, le ruissellement de l'eau, et l'environnement côtier jouent un rôle significatif dans la réduction du stress et la promotion de la relaxation. Un aspect crucial de la cure réside aussi dans son impact bénéfique sur la circulation sanguine. Les bains d'eau, les douches à jets, et d'autres activités associées stimulent la circulation sanguine, favorisant ainsi la santé cardiovasculaire.

Cette approche apporte également des bienfaits appréciables pour la peau. Les eaux thermales sont des eaux d'origine souterraine naturellement chaudes qui se sont enrichies de sels minéraux et d'oligo-éléments lors de leur parcours dans les roches. Ces composants contribuent à l'exfoliation naturelle, à l'hydratation et à la régénération cellulaire.

Par ailleurs, ces minéraux possèdent des propriétés

anti-inflammatoires qui peuvent soulager divers problèmes dermatologiques et articulaires.

Les activités physiques réalisées dans l'eau, contribuent aussi au renforcement musculaire, participant ainsi à tonifier la peau.

Il est essentiel de souligner qu'un régime alimentaire visant une perte de poids significative peut entraîner un relâchement cutané, dû au manque de temps pour que la peau s'adapte aux changements de volume corporel. Les activités physiques jouent un rôle crucial pour atténuer ce relâchement.

Il est donc recommandé de renforcer les muscles avec des exercices ciblés, contribuant ainsi à donner une apparence plus ferme et tonique à la peau. L'exercice cardiovasculaire régulier, tel que la marche, la course à pied ou la natation, favorise une perte de poids progressive, permettant à la peau de s'adapter efficacement aux changements de volume corporel.

L'hydratation adéquate demeure une des clés pour maintenir l'élasticité de la peau et contribuer à sa santé générale.

Il est important de noter que la génétique, l'âge et d'autres facteurs peuvent influencer la réaction de la peau à la perte de poids. Bien que l'exercice puisse améliorer la tonicité musculaire et la santé de la peau, il ne garantit pas l'élimination totale du relâchement cutané.

Adopter une alimentation équilibrée, riche en nutriments essentiels comme la vitamine C, la vitamine E et les protéines, est cruciale pour la santé de la peau.

Il est également crucial d'éviter les régimes très restrictifs pour prévenir un relâchement cutané, favorisant plutôt une perte de poids progressive qui permet à la peau de s'adapter graduellement aux changements de volume.

En résumé, mon séjour à la station thermale de Rochefort a été une étape significative dans ma préparation à cette importante démarche de perte de poids. Il est toutefois important de noter que les bénéfices d'une cure thermale peuvent varier d'une personne à l'autre.

Pour ma part, elle a favorisé la détente et la réflexion, offrant un équilibre essentiel face à une démarche de perte de poids parfois obsédante.

Durant mon séjour, j'ai développé et mis en pratique des recettes culinaires, et le résultat a été époustouflant. Entre mon arrivée, le 12 juin et le 30 juin, j'ai réussi à perdre 6 kg, passant de 99 kg à 93 kg, éliminant ainsi 6 kg de graisse. Cette transformation m'a comblé de bonheur. Tout cela a été possible grâce à l'équilibre dans mon alimentation, aux bienfaits de ma cure, et à des activités physiques.

Encouragé par ces résultats, j'ai décidé de persévérer dans cette voie positive. Il me restait simplement à découvrir d'autres activités sportives qui me permettraient de rester actif tout en dépensant de l'énergie, contribuant ainsi à sculpter un physique plus agréable.

Les sports

L'idée de m'inscrire dans une salle de sport m'était venu, même si cet endroit offre une diversité d'activités autres que le vélo. Les salles de sport représentent une source de bien-être souvent précieuse, notamment pour ceux qui résident ou travaillent à proximité. Cela s'avère particulièrement utile pour compenser l'absence de contact avec la nature.

Dans certaines salles, des instructeurs de fitness sont disponibles pour vous aider à concevoir un programme d'entraînement personnalisé et vous guider dans l'utilisation adéquate des équipements.

Cependant, l'idée de pédaler sur place pendant des heures, face à un mur, une vitrine, ou en compagnie de personnes tout aussi essoufflées dans le but de rester en forme, ne m'attirait guère.

J'éprouvais un fort besoin de nature, différente des simples plantes vertes souvent plastifiées, qui étaient dispersées dans les salles de sport.

Il ne me restait plus qu'à sélectionner une activité sportive adaptée pour brûler mes graisses. J'ai ainsi entrepris des recherches sur les entraînements sportifs les plus efficaces pour la perte de poids, en identifiant sept d'entre eux qui permettent une combustion calorique plus importante.

J'ai donc étudié sur les sports qui font le plus maigrir. Vous constaterez que mes différents choix furent pointus. Car il fallait absolument que je puisse réunir trois objectifs, la perte de poids, un régime pas trop contraignant et un sport agréable qui ne soit pas non plus une corvée.

En premier lieu, la course à pied qui brûle environ 850 calories par heure. Bien sûr, c'est une moyenne et la dépense calorique peut varier en fonction de facteurs tels que l'intensité de la course, le poids corporel, le niveau de forme physique, et d'autres variables individuelles.

Cependant, je n'avais pas l'intention de choisir la course à pied, car ce sport n'est pas très praticable en hiver. La nécessité de regarder devant soi augmente le risque de glissade, surtout si l'on ne peut pas voir ses pieds.

À ce moment-là, je ne pouvais pas anticiper que seulement trois mois me seraient nécessaires pour atteindre des objectifs de perte de poids, car l'hiver était encore loin dans mon calendrier.

En deuxième position, le saut à la corde. Un exercice qui peut brûler entre 680 et 815 calories par heure. Il est cependant important de souligner que ces chiffres représentent une estimation globale, la dépense calorique réelle variant en fonction du métabolisme individuel et de la manière dont l'activité est pratiquée.

Diverses études ont démontré l'efficacité du saut à la corde, le positionnant parfois comme aussi, voire plus, efficace que d'autres formes d'exercices en termes de dépense calorique. En tant qu'exercice à haute intensité, le saut à la corde sollicite de manière significative le système cardiovasculaire et musculaire, favorisant une combustion accrue de calories pendant et après l'effort.

Cette caractéristique contribue de manière notable à ma perte de poids, le saut à la corde engageant divers groupes musculaires tels que les jambes, les bras, les épaules, le tronc et le cœur. De ce fait, il favorise le renforcement musculaire et contribue à tonifier différentes parties du corps, prévenant ainsi le relâchement cutané.

Un avantage appréciable du saut à la corde est sa praticité, car il peut être pratiqué quasiment n'importe où. Outre le saut de base, cette activité offre la possibilité d'expérimenter différents styles de saut, de combiner des mouvements et d'ajouter des variations pour maintenir l'intérêt et augmenter la difficulté.

C'est donc et vous l'avez compris, une de ces

activités que j'ai choisie, une pratique à la fois très sportive et bénéfique pour ma santé physique et mon objectif de perte de poids.

Le troisième sport auquel je n'avais vraiment pas pensé est la boxe, qui entraîne une perte de 613 à 815 calories par heure. Il est important de souligner que cette estimation est générale et peut varier d'une personne à l'autre.

La boxe est une activité physique intense sollicitant de nombreux groupes musculaires, tels que les bras, les jambes, le tronc et le cœur. Elle contribue ainsi à une dépense énergétique significative. L'entraînement en boxe peut également améliorer la condition cardiovasculaire, la force musculaire, l'endurance et la coordination.

Cependant, un lointain souvenir me ramène à mes cinq années de karaté, qui m'ont permis d'acquérir une meilleure maîtrise de moi-même et de mieux gérer mes émotions. Bien que le karaté soit souvent perçu comme un sport physique, il revêt également une dimension mentale importante, en faisant un exercice intellectuel et un moyen de développement personnel. La combinaison de la discipline physique et mentale fait du karaté un sport complet, où la réflexion joue un rôle clé dans la réussite.

Bien que le karaté puisse être pratiqué en compétition, avec des règles spécifiques pour marquer des points par des coups précis, la boxe est plus compétitive, avec des rounds de combat où l'objectif est généralement de frapper l'adversaire plus efficacement tout en évitant ses coups.

Cependant, mon objectif n'était pas de prendre des coups ni même d'avoir un nez cassé pour perdre des calories.

En quatrième position, nous trouvons la natation, qui offre une dépense calorique estimée entre 545 et 680 calories par heure. Cette activité physique complète sollicite divers groupes musculaires et, en fonction de l'intensité de l'effort, peut générer un déficit calorique propice à la perte de poids.

La natation engendre un travail musculaire complet, impliquant les bras, les jambes, le tronc et les muscles stabilisateurs, favorisant ainsi le renforcement musculaire et contribuant à sculpter une silhouette plus ferme. Son caractère à faible impact sur les articulations la rend particulièrement adaptée à un large éventail de personnes, y compris celles souffrant de problèmes articulaires ou de blessures.

Personnellement, n'ayant eu aucun problème à l'exception de mon obésité, j'ai choisi la natation comme activité principale pour la perte de calories. Cette décision est motivée non seulement par la nécessité de traiter mon surpoids, mais également par la prévention des problèmes cardiaques fréquemment associés à l'obésité.

En effet, la pratique de la natation offre des avantages étendus, améliorant l'endurance, favorisant la santé cardiovasculaire, stimulant la circulation sanguine, et contribuant à abaisser la pression artérielle. En outre, mon amour pour l'eau est une motivation supplémentaire, et l'idée de ne pas faire au moins une "piquer une tête" dans l'année est inconcevable pour moi.

En cinquième position, et pas des moindres, l'escalade. C'est une activité physique qui peut offrir plusieurs avantages en termes de conditionnement physique et peut également contribuer à un régime de perte de poids.

Mais cette dépense énergétique estimée entre 540 et 750 calories par heure pour l'escalade, sont des moyennes qui peuvent varier en fonction de divers facteurs tels que l'intensité de l'effort, le type d'escalade (intérieure ou extérieure, bloc ou voie), et le niveau d'expérience du pratiquant.

Néanmoins, débuter la pratique d'un sport comme l'escalade m'était compliqué, car je le percevais comme assez risqué, même avec un équipement adéquat. En toute franchise, compte tenu de la situation de mon ventre, se lancer dans une activité d'escalade aurait été un défi périlleux.

En sixième position, il y a le squash. Là aussi, c'est un sport exigeant qui présente plusieurs avantages pour la condition physique et peut être adapté à un régime de perte de poids, avec une dépense calorique d'environ 820 calories par heure. Il se classe parmi les activités physiques à forte intensité.

Le squash, en tant que sport intense, implique des mouvements rapides, des changements de direction fréquents et une coordination précise.

Cette intensité favorise une brûlure calorique élevée, créant ainsi un déficit calorique essentiel pour la perte de poids. Une pratique régulière peut également améliorer l'endurance et contribuer à une meilleure santé cardiovasculaire.

Cependant, ma condition physique ne me permettait pas, tout comme pour l'escalade, de m'engager dans cette activité.

En septième et dernière position, je découvre la randonnée pédestre, une activité qui mérite une description plus détaillée, car c'est le sport qui a véritablement captivé mon attention et qui m'a aidé à "balancer mon poids".

Mais commençons par le premier sport retenu, le saut à la corde.

Mes différents sports

Le saut à la corde

Le saut à la corde est un exercice efficace pour brûler des calories, renforcer le cœur et les muscles, et favoriser la perte de poids. Il existe différentes variantes du saut à la corde qui peuvent être intégrées dans un programme d'entraînement.

a) Sauts classiques :

Commencer des sauts classiques puis s'assurer de garder une posture droite, les pieds joints, et utilisez ses poignets pour faire tourner la corde. C'est une excellente option pour travailler sur l'endurance et brûler des calories.

b) Sauts à une jambe :

Alternez entre les jambes pour ajouter un défi supplémentaire et solliciter davantage les muscles des jambes. Cela aide à améliorer l'équilibre et renforce les muscles stabilisateurs.

c) Sauts croisés :

Passez une jambe devant l'autre à chaque

saut. Cela engage les muscles des cuisses et des fessiers de manière différente et ajoute de la variété à votre séance d'entraînement.

d) Sauts à reculons :

 Sautez en arrière au lieu d'avancer. Cela met davantage l'accent sur les muscles du mollet et du tibia.

e) Double unders :

Faites deux rotations de corde par saut. Cela nécessite une coordination précise, mais les doubles tours intensifient l'entraînement, augmentant ainsi la dépense énergétique.

f) Sauts en montée de genoux :

Alternez en levant les genoux vers la poitrine à chaque saut. Cette variante renforce la sangle abdominale et accélère le rythme cardiaque.

g) Sauts avec des mouvements latéraux :

Intégrez des sauts latéraux pendant que vous faites tourner la corde. Cela engage les muscles des côtés du corps et contribue à améliorer la coordination.

h) Intervalles de haute intensité :

Alternez entre des périodes de saut rapide et des

périodes de récupération plus lentes. Les intervalles de haute intensité sont très efficaces pour la perte de poids.

Tout comme la natation, la randonnée pédestre, l'essentiel du saut à la corde est de commencer progressivement et d'ajuster l'intensité selon votre niveau de forme physique. Un programme régulier de saut à la corde, combiné à une alimentation équilibrée, peut contribuer de manière significative à la perte de poids.

Avant de commencer un nouvel exercice, il est toujours recommandé de consulter un professionnel de la santé, surtout si vous avez des problèmes de santé préexistants.

Le nombre de calories brûlées en pratiquant ce sport varie en fonction du poids individuel, de l'intensité de l'exercice et de la durée de la séance. En règle générale, on estime qu'une personne de poids moyen peut brûler environ 18 calories par minute en s'adonnant au saut à la corde avec une intensité appropriée, ce qui équivaut à environ 900 calories par heure. C'est comparable à une séance de course intense.

La natation

La natation est une excellente activité pour perdre du poids, car elle sollicite plusieurs groupes musculaires, améliore l'endurance et favorise la dépense calorique.

Dans cette aventure, je suis allé dans différentes piscines afin de rencontrer des maîtres-nageurs pour les interroger sur la natation la plus efficace pour brûler des calories. Différents types de natation peuvent être efficaces pour perdre du poids. Voici quelques-uns des types de natation les plus bénéfiques à cet égard qui m'ont permis de perdre du poids.

a) La natation en crawl (nage libre) :

Le crawl est un style de nage qui implique un mouvement continu des bras et des jambes. Il est particulièrement efficace pour brûler des calories en raison de son rythme rapide et de l'engagement musculaire intense. La natation en crawl est excellente pour améliorer l'endurance et stimuler le métabolisme.

b) La natation en brasse :

La brasse est un style de nage plus lent, mais tout aussi efficace pour la perte de poids. Elle engage les muscles du haut du corps, des jambes et du tronc. La brasse est également accessible aux nageurs de tout niveau, ce qui en fait un excellent choix pour les débutants.

c) La natation en dos crawlé :

La nage en dos crawlé sollicite principalement les muscles du dos, des épaules et des bras. Elle offre une alternative efficace pour ceux qui peuvent ressentir une tension au niveau des genoux ou des hanches avec d'autres styles de nage.

d) L'aquagym :

Bien que ce ne soit pas strictement de la natation, l'aquagym dans une piscine offre des exercices aérobiques dans l'eau, ce qui peut être moins contraignant pour les articulations tout en fournissant un entraînement efficace pour la perte de poids.

L'efficacité de la natation pour perdre du poids dépend également de la fréquence, de l'intensité et de la durée des séances d'entraînement. Pour maximiser les avantages, il est recommandé de nager régulièrement, d'augmenter progressivement l'intensité et de varier les styles de nage pour solliciter différents muscles.

Dans mes prochains écrits, je détaillerai le programme de mes journées, incluant à la fois mes séances d'activité physique et mes choix nutritifs.

La randonnée pédestre

Tout d'abord, la randonnée pédestre se distingue par le fait qu'une fois entamée, il est difficile de faire marche arrière. Si vous choisissez de mettre un terme à votre parcours au beau milieu des 4 kilomètres prévus et de faire demi-tour, vous aurez néanmoins couvert l'intégralité de cette distance. Bien entendu, en poursuivant sans faire demi-tour, vous accomplirez les 4 kilomètres comme prévu. La question qui se posait à moi à propos de cet exemple était la suivante : après cette distance, il faut bien revenir au point de départ. Pas du tout, car si vous avez programmé une randonnée de 4 kilomètres, cela signifie que vous avez envisagé de créer une boucle, plutôt que de vous rendre à un point précis qui pourrait nécessiter un retour autrement qu'à pied.

La randonnée pédestre se distingue par le fait qu'elle peut brûler des calories et contribuer à la perte de poids pour plusieurs raisons :

1 - Son activité aérobique :

Également appelée exercice cardiovasculaire, il implique un effort continu et rythmique qui stimule le système cardiorespiratoire.

Dans le contexte de la randonnée pédestre, elle se manifeste par une marche soutenue sur une certaine distance et à un rythme qui élève la fréquence cardiaque et la respiration. Voici quelques éléments clés liés à l'activité aérobique dans le cadre de la randonnée pédestre :

a) Stimulation du système cardiovasculaire :

Lorsque vous marchez à un rythme modéré à soutenu, votre cœur pompe davantage de sang pour répondre aux besoins accrus en oxygène des muscles en mouvement. Cela renforce le muscle cardiaque et améliore la circulation sanguine.

b) Consommation d'oxygène :

L'activité aérobique nécessite une consommation d'oxygène constante pour produire de l'énergie. La respiration devient plus profonde et plus rapide pour répondre à cette demande accrue d'oxygène, et le corps travaille de manière efficiente pour convertir les nutriments en énergie.

c) Brûlure de calories :

Lorsque le corps est engagé dans une activité aérobique, il brûle des calories pour fournir de l'énergie. Dans le cas de la randonnée pédestre, cette brûlure de calories est particulièrement importante en raison de l'effort prolongé et soutenu.

d) Stimulation du métabolisme :

L'activité aérobique stimule le métabolisme, c'est-à-dire la vitesse à laquelle le corps brûle des calories au repos. Cette augmentation du métabolisme persiste après l'activité, contribuant à la dépense calorique totale.

e) Bienfaits pour le système respiratoire :

L'activité aérobique renforce les muscles respiratoires et améliore la capacité pulmonaire. Une respiration plus efficace permet au corps de mieux oxygéner les cellules et d'éliminer le dioxyde de carbone.

f) Effets sur le système circulatoire :

L'activité aérobique régulière favorise la santé du système circulatoire en renforçant les parois des vaisseaux sanguins et en réduisant le risque de maladies cardiovasculaires.

En résumé, l'activité aérobique lors de la randonnée pédestre offre une gamme d'avantages pour la santé, allant de la brûlure de calories à l'amélioration de la santé cardiovasculaire, en passant par le renforcement du système respiratoire. Ces effets combinés font de la randonnée pédestre une excellente option pour maintenir et améliorer la condition physique générale.

2 - Sa durée prolongée :

En raison de sa nature immersive et de la variété des terrains qu'elle explore, la randonnée pédestre offre une occasion exceptionnelle de s'engager dans une activité physique d'une durée prolongée. L'une des caractéristiques distinctives de la randonnée est sa capacité à s'étendre sur plusieurs heures, voire sur toute une journée ou même plusieurs jours pour les randonnées en trek.

Cette durée prolongée d'exercice présente de nombreux avantages pour la santé, notamment en termes de dépense énergétique continue. Contrairement à certaines activités physiques plus courtes et plus intensives, la randonnée pédestre maintient un niveau modéré d'effort physique sur une période étendue. Cela permet au corps de brûler des calories de manière constante, contribuant ainsi à une brûlure calorique significative.

La dépense énergétique continue associée à la randonnée pédestre peut avoir des effets positifs sur la gestion du poids et sur la santé cardiovasculaire. En plus de brûler des calories, la randonnée stimule le métabolisme, renforce les muscles et améliore l'endurance. Cette activité physique régulière contribue également à réduire le risque de maladies chroniques telles que les maladies cardiaques, le diabète de type 2 et l'obésité.

Au-delà des bienfaits physiques, la randonnée pédestre prolongée offre également des avantages mentaux. Elle permet de s'éloigner du stress quotidien, de se connecter avec la nature et de profiter de moments de quiétude. La marche en plein air favorise la clarté mentale, réduit le stress et améliore le bien-être émotionnel.

Il est important de souligner que la randonnée pédestre peut être adaptée à différents niveaux de condition physique, et chacun peut trouver des sentiers adaptés à ses besoins et à ses capacités. Qu'il s'agisse de promenades tranquilles dans la nature ou de treks plus exigeants en montagne, la diversité des parcours rend la randonnée accessible à un large public.

Cependant, comme je vais l'expliquer ci-dessous, il est recommandé de privilégier la pratique de la randonnée en groupe.

3 - La randonnée pédestre en groupe :

Pratiquer la randonnée pédestre en groupe présente de nombreux avantages, tant sur le plan de la sécurité que sur celui de l'expérience sociale et du bien-être. Voici quelques raisons pour lesquelles j'ai préféré randonner en groupe.

a) Sécurité renforcée :

La sécurité est l'une des principales raisons pour lesquelles la randonnée en groupe est préférable. En cas de problème, qu'il s'agisse d'une blessure, d'une défaillance de l'équipement ou de se perdre sur le sentier, être avec d'autres personnes offre un soutien immédiat. Les membres du groupe peuvent partager leurs compétences, fournir une assistance physique en cas de besoin et prendre des décisions ensemble pour résoudre les problèmes.

Au fil de mes randonnées, j'ai eu le privilège de bénéficier de l'expertise tant d'organisateurs que d'organisatrices qui ont tracé et conduit avec une grande professionnalisme les sentiers à explorer.

D'autre part, j'ai été impressionné par l'endurance remarquable dont font preuve les femmes passionnées de randonnée. Toujours exaltées, marchant d'un pas décidé, équipées d'un matériel complet qui fait la quintessence d'une randonneuse accomplie, elles se distinguent surtout par une énergie redoutable et un moral d'acier.

b) Partage de l'équipement :

Randonner en groupe permet de répartir le poids de l'équipement collectif, ce qui peut être utile lors de randonnées plus longues ou de treks. Chaque membre du groupe peut porter une partie du matériel nécessaire, réduisant ainsi la charge individuelle et facilitant le voyage.

c) Expérience sociale :

Randonnée en groupe offre une expérience sociale enrichissante. Partager le plaisir de la découverte de nouveaux paysages, discuter pendant la marche et célébrer ensemble les réalisations sur le sentier créent des liens forts entre les participants. Cette dimension sociale peut rendre l'activité plus agréable et motivante.

d) Support émotionnel :

Randonner en groupe fournit un soutien émotionnel mutuel. Les moments de fatigue, de doute ou de découragement peuvent être atténués par le soutien du groupe. L'encouragement des pairs peut être une source précieuse de motivation pour surmonter les obstacles et atteindre les objectifs fixés.

e) Partage des compétences :

Les membres du groupe peuvent avoir des compétences et des connaissances variées en matière de navigation, de premiers soins, de survie en plein air, etc. La combinaison de ces diverses compétences au sein du groupe peut contribuer à une expérience plus sûre et plus enrichissante pour tous.

f) Réduction du stress :

Randonner en groupe peut aider à réduire le stress lié à l'isolement ou à l'inconnu. Avoir des équipiers de route peut rendre le voyage plus agréable et rassurant, en particulier dans des environnements naturels, parfois imprévisibles.

G) Répartition des tâches :

La planification et l'organisation d'une randonnée peuvent être simplifiées en groupe, avec la possibilité de répartir les tâches telles que la navigation, la gestion des repas et la prise de décisions.

Bien que la randonnée en groupe offre de nombreux avantages, il est essentiel de choisir un groupe dont le niveau de compétence et les objectifs sont compatibles. Une communication ouverte et une compréhension mutuelle des attentes contribuent à garantir une expérience de randonnée positive pour tous les participants.

3 - Variabilité du terrain :

La randonnée pédestre se distingue par la diversité des terrains sur lesquels elle peut se dérouler, offrant ainsi une expérience physique riche et stimulante. Que ce soit sur des sentiers sinueux, des collines vallonnées ou des montagnes escarpées, chaque type de terrain impose des défis différents au randonneur. Cette variabilité présente plusieurs avantages significatifs pour la condition physique et la dépense énergétique.

Premièrement, la marche sur des sentiers irréguliers sollicite une gamme étendue de muscles, notamment ceux des jambes, des fessiers et du tronc. Les efforts constants pour s'adapter aux changements de terrain sollicitent les muscles stabilisateurs, renforçant ainsi la musculature de manière holistique. Les muscles sont sollicités de manière plus équilibrée, contribuant à une meilleure posture et à une réduction des déséquilibres musculaires.

Deuxièmement, l'ascension de collines ou de montagnes implique un travail musculaire intensif, en particulier pour les muscles des cuisses et des mollets. La gravité accrue lors de la montée sollicite le système cardiovasculaire de manière plus soutenue, améliorant l'endurance et la capacité respiratoire. La descente, quant à elle, met davantage l'accent sur le contrôle musculaire et l'amortissement des chocs, renforçant ainsi les muscles stabilisateurs.

Troisièmement, la variabilité du terrain ajoute une dimension mentale à la randonnée. Naviguer à travers des terrains différents nécessite une concentration accrue, stimulant ainsi l'esprit et favorisant la clarté mentale. L'adaptation constante aux changements de terrain offre une expérience immersive et engageante, éloignant la monotonie de l'exercice physique.

Enfin, cette diversité de terrains contribue à intensifier la dépense énergétique globale de la randonnée pédestre. Les efforts variés requirent pour surmonter différents obstacles, que ce soient des rochers, des racines d'arbres ou des pentes abruptes, demandent un engagement musculaire supplémentaire, brûlant ainsi plus de calories par rapport à une marche sur un terrain plat et uniforme.

Au début de ma pratique de la randonnée, les premiers kilomètres étaient particulièrement éprouvants. Je m'adonnais à cette activité une fois tous les deux ou trois jours, car mes jambes étaient lourdes et mon corps ressentait une fatigue marquée.

Cependant, aujourd'hui, je franchis aisément des distances de 20, 25, 30 voire 35 kilomètres journaliers sans ressentir de douleur. J'ai acquis la capacité de m'adapter à divers types de terrains, me permettant même de pratiquer la randonnée pendant cinq jours consécutifs sans ressentir une quelconque fatigue.

Il m'arrive même de retour de randonnée, avant de

prendre ma douche, d'enchaîner avec une demi-heure de vélo tout en consultant mes mails. Néanmoins, je demeure vigilant lors de mes randonnées, conscient que le risque de glissade peut survenir à tout moment.

4 - Bien-être mental :

La randonnée pédestre, en tant qu'activité en plein air, offre bien plus que simplement l'exercice physique. Les bienfaits pour le bien-être mental sont nombreux et impactent positivement la santé mentale globale des individus.

Tout d'abord, le simple fait d'évoluer en plein air au milieu de paysages changeants procure une expérience apaisante. La nature elle-même est reconnue pour ses effets thérapeutiques, contribuant à réduire le stress et l'anxiété. La marche en plein air offre une échappatoire naturelle au tumulte quotidien, permettant aux randonneurs de se déconnecter temporairement des pressions de la vie quotidienne.

La connexion avec la nature pendant la randonnée favorise également la pleine conscience. Être présent dans l'instant, en harmonie avec l'environnement naturel, offre une pause mentale bienvenue. Cela permet de relâcher les tensions accumulées, favorisant ainsi une meilleure gestion du stress.

En outre, la randonnée pédestre offre une opportunité de pratiquer une activité physique régulière en pleine nature. L'exercice stimule la libération d'endorphines, les fameuses hormones du bonheur, qui contribuent à améliorer l'humeur et à réduire les symptômes de dépression. Le rythme régulier de la marche et la concentration nécessaire à l'évolution sur le terrain favorisent également la relaxation mentale.

L'effet bénéfique de la randonnée sur le bien-être mental peut également se refléter dans les habitudes alimentaires et dans la gestion du poids. En réduisant le stress et l'anxiété, la randonnée peut aider à prévenir les comportements alimentaires émotionnels, favorisant ainsi des choix alimentaires plus sains.

Je partagerai bientôt avec vous les habitudes alimentaires qui ont contribué à ma perte de poids.

5 - Accessibilité :

La randonnée pédestre se distingue par son accessibilité exceptionnelle, offrant une entrée aisée à l'activité physique pour un public varié, peu importe son niveau de condition physique. Cette accessibilité en fait une option attrayante pour ceux qui cherchent à intégrer progressivement et de manière adaptée à leurs besoins un mode de vie actif.

Il est important de se rappeler que j'ai débuté la randonnée, tout comme la natation et le saut à la corde, avec un poids initial de 99 kg. Actuellement, mon poids s'est stabilisé à 72 kg.

Cette transformation démontre que la volonté joue un rôle déterminant dans la réussite de tels défis. Avec une volonté ferme, il est tout à fait possible d'atteindre ses objectifs.

La diversité des sentiers disponibles permet aux individus de choisir des itinéraires adaptés à leur niveau de condition physique. Des sentiers plats et faciles aux sentiers plus escarpés et exigeants, il existe des options pour tous les goûts et tous les niveaux. Les débutants peuvent commencer par des promenades tranquilles, tandis que les plus expérimentés peuvent s'attaquer à des défis plus importants, offrant ainsi une progression graduelle.

De plus, contrairement à certaines activités sportives qui nécessitent un équipement spécifique ou un niveau de compétence particulier, la randonnée pédestre a un seuil d'entrée relativement bas. Les débutants peuvent s'engager avec un équipement de base tel que des chaussures de marche confortables et quelques articles essentiels, comme les bâtons de randonnée. Cela rend la randonnée financièrement accessible et moins intimidante pour ceux qui souhaitent commencer à être plus actifs.

La flexibilité de la randonnée en termes de durée constitue également un aspect clé de son accessibilité. Que ce soit pour une courte promenade d'une heure ou une randonnée toute la journée, chacun peut ajuster la durée de son activité en fonction de son emploi du temps et de ses préférences personnelles. Cela permet d'intégrer facilement la randonnée dans la routine quotidienne, sans nécessité une dévotion temporelle excessive.

Il existe de nombreux sites proposant des randonnées de différentes longueurs, offrant ainsi la possibilité, avantage appréciable de la randonnée pédestre, de découvrir des paysages magnifiques. Récemment, j'ai exploré le parc naturel régional du Pilat, l'un des 10 parcs naturels régionaux de la région Auvergne-Rhône-Alpes, accompagné par un guide expérimenté, Monsieur Jesse. Sa connaissance approfondie du site, lui vaut d'être surnommé le "Maître du Pilat", témoignant de sa compétence exceptionnelle.

6 - Activité à faible impact :

La randonnée pédestre se distingue par son caractère à faible impact, ce qui en fait une option d'exercice adaptée à un large éventail d'individus, y compris ceux susceptibles de rencontrer des problèmes articulaires ou des préoccupations liées à la santé.

Tout d'abord, la nature de la marche sur des sentiers variés contribue à minimiser l'impact sur les articulations. Contrairement à des activités plus intensives, telles que la course à pied, où les articulations subissent des chocs répétitifs, la randonnée pédestre offre une action de mouvement plus fluide. Les pieds restent en contact constant avec le sol, réduisant ainsi le stress sur les genoux, les chevilles et les hanches.

Cette caractéristique à faible impact rend la randonnée pédestre accessible à un large public, y compris aux personnes plus âgées ou à celles qui peuvent avoir des problèmes articulaires préexistants. Cela en fait une activité attrayante pour ceux qui cherchent à maintenir leur forme physique sans soumettre leurs articulations à des contraintes excessives.

Par ailleurs, la possibilité de moduler l'intensité de la randonnée contribue également à sa nature à faible impact. Les randonneurs peuvent ajuster leur rythme, choisir des sentiers adaptés à leur niveau de condition physique et prendre des pauses si nécessaire. Cette flexibilité permet à chacun de personnaliser son expérience de randonnée en fonction de ses capacités individuelles.

En outre, le fait que la randonnée pédestre puisse se dérouler sur une variété de terrains, des sentiers plats aux pentes douces, offre une diversité d'options qui permettent de maintenir une intensité modérée tout en limitant les contraintes sur les articulations.

Il faut donc écouter votre corps, ne faites pas l'impossible si votre organisme ne suit pas. Tout comme pour la nourriture, il faut savoir équilibrer sa randonnée.

7 - Effet post-combustion :

L'effet post-combustion, ou post-combustion d'oxygène, constitue un aspect fascinant de l'exercice physique, notamment après une randonnée pédestre. Après avoir terminé votre randonnée, le corps continue de brûler des calories à un rythme supérieur pendant un certain temps.

Ce phénomène se produit en raison de l'élévation du métabolisme qui persiste après l'exercice. Pendant la randonnée, votre corps utilise de l'oxygène pour convertir les nutriments en énergie. Après l'effort, le métabolisme reste élevé afin de restaurer les niveaux d'oxygène dans le sang, réparer les tissus musculaires sollicités et réguler d'autres processus physiologiques.

L'effet post-combustion est particulièrement

bénéfique pour la dépense énergétique globale. Même lorsque vous avez terminé votre randonnée et que vous vous reposez, votre corps continue de brûler des calories supplémentaires par rapport à son état de repos normal. Cela signifie que la randonnée pédestre offre non seulement des avantages immédiats en termes de dépense énergétique pendant l'activité, mais elle continue également à brûler des calories après que vous ayez terminé l'exercice.

En outre, l'effet post-combustion contribue à améliorer la composition corporelle. La dépense énergétique prolongée favorise la combustion des graisses, ce qui peut être bénéfique pour ceux qui cherchent à perdre du poids ou à maintenir un poids santé. De plus, la réparation des tissus musculaires stimule la croissance musculaire, favorisant ainsi une meilleure définition musculaire et une augmentation du métabolisme de base à long terme.

Il est important de souligner que l'intensité de l'exercice joue un rôle dans l'ampleur de l'effet post-combustion. Les randonnées pédestres plus intenses, impliquant des montées ou des terrains variés, peuvent générer un effet post-combustion plus prononcée. Cependant, même des randonnées modérées contribuent à cet effet bénéfique.

Au cours de mon séjour, j'ai pu choisir des activités sportives permettant une combustion calorique sans m'épuiser excessivement. Le courage et la volonté étaient mes alliés.

Maintenant, l'étape suivante consistait à élaborer des recettes minceur qui, combinées à l'exercice physique, me permettraient d'atteindre la silhouette idéale et de balancer aussi mon obésité.

L'obésité

Je mesure 1,77 mètre et mon poids au 7 juin 2023 était de 99 kilogrammes. Il existe divers types d'obésité classés en fonction de l'Indice de Masse Corporelle (IMC). Ces catégories comprennent l'obésité modérée, l'obésité sévère et l'obésité morbide.

Tout d'abord, l'IMC est un indicateur qui permet d'estimer sa corpulence en fonction de sa taille et de son poids. Il offre une mesure simple pour évaluer si notre poids est dans une fourchette considérée comme saine.

a) **l'obésité modérée :**

L'obésité est qualifiée de modérée (classe 1) lorsque l'Indice de Masse Corporelle se situe entre 30 et 35. Bien que considérée comme la forme d'obésité la moins sévère, il est crucial de souligner qu'elle n'est, en aucun cas, dépourvue de risques pour la santé. En effet, les personnes atteintes d'obésité modérée demeurent exposées à des risques significatifs tels que l'hypertension artérielle, le diabète, certains types de cancers, et l'arthrose. Ces risques sont d'autant plus préoccupants lorsque d'autres facteurs tels que la génétique et l'environnement entrent en jeu.

b) l'obésité sévère :

Appelée aussi obésité classe 2, cette catégorie, de plus en plus préoccupante, est caractérisée par un Indice de Masse Corporelle compris entre 35 et 40. Comme il est facile de le comprendre, la situation se détériore, et la probabilité de développer les maladies déjà mentionnées augmente considérablement. Il devient donc impératif de trouver des moyens de perdre du poids afin de prévenir l'émergence de ces pathologies. Cela implique de revoir son régime alimentaire, de s'engager dans une activité physique régulière, de réguler le sommeil, entre autres. L'objectif est de réduire les risques de subir davantage les conséquences néfastes de cette situation.

c) Obésité morbide ou massive :

Nommée aussi classe 3, en l'absence de mesures pour se débarrasser de l'excès de poids, on peut atteindre le seuil de l'obésité morbide, la forme la plus périlleuse. L'Indice de Masse Corporelle atteint alors 40, voire 50 et plus, ce qui qualifie cette phase d'« obésité massive ».

À ce stade critique, les risques ne sont plus simplement présents, mais les maladies menaçantes deviennent omniprésentes, mettant la vie du sujet en danger. L'espérance de vie se trouve même significativement réduite. Il est donc impératif d'agir bien avant d'atteindre cette situation critique.

Il était essentiel pour moi d'intervenir rapidement pour faire face à mon surpoids et de surveiller mon indice de masse corporel.

Pour le calculer, il faut suivre ces étapes avec mon propre exemple en utilisant la formule de l'IMC.

IMC = Poids (kg) / Taille (m)²*

Convertissons la taille en mètres. 177 cm =1,77 m

IMC = 99 kg / (1,77 m)²

IMC = 99 kg / 3,1329 m²

IMC = 99 / 3,1329 = 31,52

Dans ma situation mon IMC est d'environ 31,52. Interprétons maintenant ce résultat en utilisant les catégories générales d'IMC :

IMC < 18,5 : Insuffisance pondérale

18,5 ≤ IMC < 24,9 Poids normal

25 ≤ IMC < 29,9 Surpoids

30 ≤ IMC < 34,9 Obésité de classe 1

35 ≤ IMC < 39,9 Obésité de classe 2

IMC ≥ 40 : Classe 3 (Obésité morbide)

Dans ma situation mon IMC de 31,52 se situe dans la catégorie "Obésité de classe 1".

Actuellement, je maintiens une corpulence considérée comme normale. Cependant, il est essentiel de rester vigilant afin de ne pas basculer vers la maigreur.

Lorsque l'on est jeune et mince, les risques de maladies graves sont généralement limités. Cependant, en vieillissant, maintenir une silhouette mince expose à une fragilité extrême. L'absence de quelques kilos de réserve signifie qu'une simple grippe de trois jours peut déjà entraîner des risques de dénutrition.

Il est donc crucial de veiller à maintenir un équilibre sain entre la maigreur et la santé, surtout avec l'avancée en âge.

Bien vivre avec son obésité

Bien vivre avec son obésité repose sur plusieurs aspects importants. Tout d'abord, il est essentiel d'adopter une attitude d'acceptation de soi, ce qui permet d'avoir une estime de soi positive indépendamment du poids.

Le soutien social joue également un rôle significatif dans cette démarche. Bénéficier du soutien de la famille, des amis ou d'un réseau de personnes partageant des expériences similaires peut aussi améliorer la qualité de vie.

Cependant, comme vous l'avez lu précédemment, j'ai choisi de ne pas aborder ouvertement ma situation d'obésité. Cette décision est personnelle, car chaque individu a sa propre manière de gérer sa vie et ses choix. Après tout, qu'aurait pu apporter mon entourage, si ce n'est une bienveillance à l'égard de ma situation d'obésité ?

En parallèle, l'adoption d'un mode de vie saine est essentielle. Cela inclut l'intégration de l'habitude alimentaire équilibrée et d'une activité physique régulière, adaptée aux capacités individuelles. La recherche d'aide professionnelle auprès de nutritionnistes, de psychologues ou de médecins spécialisés peut fournir des conseils personnalisés et un accompagnement adapté.

D'un autre côté, vivre difficilement avec l'obésité peut être influencé par différents facteurs. La stigmatisation sociale associée à l'obésité peut entraîner des effets néfastes sur la santé mentale, tels que des sentiments de honte, d'isolement et de dépression. Les problèmes de santé associés, comme le diabète ou les maladies cardiaques, peuvent compliquer davantage la gestion de l'obésité.

Les difficultés liées à la perte de poids peuvent également représenter un défi, avec des résultats insatisfaisants pouvant affecter le bien-être émotionnel. Certains individus peuvent se retirer socialement en raison de la stigmatisation ou de l'anxiété liée à l'apparence physique.

Il est fortement recommandé de consulter des professionnels de la santé pour une approche personnalisée de la gestion de l'obésité, prenant en compte les aspects physiques, émotionnels et sociaux. L'objectif suprême est de promouvoir le bien-être global, indépendamment du poids, et d'encourager des stratégies de gestion durables et adaptées à chaque individu.

L'eau, allié minceur ?

Oui, l'eau peut jouer un rôle important en tant qu'allié minceur. Voici quelques raisons pour lesquelles l'eau est bénéfique dans le contexte de ma perte de poids :

a) Hydratation :

Boire suffisamment d'eau est essentiel pour maintenir une bonne hydratation. Parfois, la sensation de soif est confondue avec la faim, ce qui peut conduire à une suralimentation. En restant bien hydraté, vous pouvez mieux réguler votre appétit. Que l'eau soit froide ou chaude, l'essentiel est de rester hydraté. L'eau froide peut parfois être plus rafraîchissante, ce qui peut encourager certaines personnes à boire davantage.

b) Remplacement des boissons sucrées :

Choisir l'eau plutôt que des boissons sucrées peut contribuer à réduire l'apport calorique quotidien. Les boissons sucrées, telles que les sodas et les jus, peuvent être riches en calories vides, tandis que l'eau est une option sans calorie.

c) Avant les repas :

Boire de l'eau avant les repas peut aider à réduire l'appétit et à manger moins pendant le repas. Cela peut être particulièrement bénéfique si vous cherchez à contrôler les portions.

d) Digestion :

Il existe une croyance selon laquelle l'eau froide pourrait "geler" les graisses dans les aliments et rendre la digestion plus difficile. Cependant, cet effet est minime, et la température de l'eau n'influence pas significativement le processus digestif.

e) Métabolisme :

L'eau est nécessaire à de nombreuses fonctions métaboliques de base. Une hydratation adéquate peut soutenir un métabolisme sain, ce qui est important pour la combustion des calories. Il y a des suggestions que boire de l'eau froide pourrait stimuler légèrement le métabolisme, car le corps doit dépenser un peu plus d'énergie pour réchauffer l'eau à la température corporelle. Mais là aussi, cet effet est relativement mineur.

f) Élimination des toxines :

L'eau joue un rôle crucial dans l'élimination des déchets et des toxines du corps. Une bonne hydratation favorise le bon fonctionnement des reins, qui sont responsables de l'élimination des déchets.

g) Amélioration de l'exercice :

L'eau est essentielle pour maintenir la performance physique. Une bonne hydratation aide à réguler la température corporelle et à soutenir l'endurance pendant l'exercice.

Pendant mon programme de perte de poids, j'ai substitué l'eau par une préparation maison. De ce fait, j'ai obtenu des résultats exceptionnels. Cette substitution s'est avérée bénéfique pour ma réussite dans la perte de poids.

Cette préparation contenait du gingembre en plante et non soluble ainsi que du radis noir sous forme de légume et d'un artichaut entier et bien sur de l'eau.

J'ai choisi ces éléments pour ses bienfaits pour la perte de poids.

Ces plantes nutritives

Le gingembre

Le gingembre est fréquemment associé à des bienfaits pour la perte de poids, bien qu'il ne constitue pas une solution miraculeuse.

Tout d'abord, le gingembre peut exercer un effet thermogénique, induisant une augmentation de la température corporelle et stimulant le métabolisme. Cette réaction pourrait entraîner une dépense énergétique accrue, offrant ainsi une contribution significative à la perte de poids.

En outre, des recherches suggèrent que le gingembre pourrait jouer un rôle dans la réduction de l'appétit, potentiellement conduisant à une diminution de la consommation calorique. Ce mécanisme peut être bénéfique dans le contexte d'un programme de gestion du poids.

D'après des études préliminaires, le gingembre semble également exercer une influence sur la régulation du taux de sucre dans le sang. Cette capacité, à stabiliser les niveaux de glucose pourrait être bénéfique pour la gestion du poids en limitant les fluctuations susceptibles de provoquer des envies alimentaires.

Je n'hésite pas à partager que, lors des débuts de mon régime, la sensation de faim était présente. Les pages suivantes détailleront les solutions que j'ai mises en place pour surmonter ce défi dans le cadre de mon emploi du temps quotidien.

Par ailleurs, le gingembre est reconnu pour ses propriétés anti-inflammatoires. Des recherches suggèrent que la réduction de l'inflammation chronique peut être liée à la prise de poids. Ainsi, en atténuant l'inflammation, le gingembre pourrait potentiellement favoriser la perte de poids.

En conclusion, bien que le gingembre ne soit pas une solution miraculeuse, comme je l'ai souligné, ses divers mécanismes d'action en font un élément intéressant dans le cadre d'une approche globale de la gestion du poids.

Le radis noir

Le radis noir est fréquemment intégré aux régimes alimentaires axés sur la perte de poids en raison de plusieurs avantages, bien que ses effets ne soient pas considérés comme miraculeux là aussi. Il présente diverses caractéristiques qui peuvent contribuer de manière positive à un programme de perte de poids.

Tout d'abord, le radis noir se distingue par sa faible teneur en calories, en faisant ainsi un choix alimentaire léger. En incorporant des aliments à faible teneur calorique, tels que le radis noir, dans votre alimentation, vous pouvez favoriser une réduction de l'apport calorique global, un élément clé dans la démarche de perte de poids.

De plus, le radis noir est une source notable de fibres alimentaires. Cette composante favorise la satiété, induisant une sensation de plénitude qui contribue à modérer la faim et à limiter la consommation alimentaire.

Outre ces aspects, le radis noir est reconnu pour ses propriétés diurétiques naturelles. Ces propriétés peuvent faciliter l'élimination de l'excès d'eau du corps, entraînant ainsi une perte de poids temporaire associée à la rétention d'eau.

En outre, certains attribuent au radis noir des propriétés détoxifiantes. Selon cette perspective, il pourrait contribuer à soutenir le foie dans l'élimination des toxines du corps. Un foie en bonne santé revêt une importance cruciale pour le métabolisme des graisses, offrant ainsi des avantages potentiels dans le cadre de mon programme de perte de poids.

L'artichaut

L'artichaut est souvent considéré comme un aliment bénéfique dans le cadre d'une alimentation équilibrée, bien qu'il ne soit pas un aliment magique pour la perte de poids. Plusieurs caractéristiques font de l'artichaut un ajout potentiellement favorable à un programme de perte de poids.

En raison de sa faible teneur en calories, l'intégration de l'artichaut dans un régime alimentaire léger peut jouer un rôle essentiel dans la réduction totale de l'apport calorique, un aspect clé du processus de perte de poids. Les artichauts sont une excellente source de fibres alimentaires, notamment de l'inuline, contribuant ainsi à la sensation de satiété et aidant à réguler l'appétit pour prévenir la suralimentation.

De plus, grâce à ses propriétés diurétiques douces, l'artichaut peut faciliter l'élimination de l'excès d'eau du corps, entraînant ainsi une perte de poids temporaire liée à la rétention d'eau.

D'autre part, l'artichaut favorise la digestion en stimulant la production de bile, contribuant ainsi à une digestion optimale qui améliore l'absorption des nutriments et facilite une élimination plus efficace des déchets, représentant les résidus ou les substances non absorbables et indésirables générées lors du processus de digestion. Des recherches suggèrent aussi que la consommation régulière d'artichauts peut jouer un rôle dans la diminution du taux de cholestérol sanguin, offrant ainsi des avantages potentiels pour la santé cardiovasculaire.

Une digestion optimale, qui contribue à une meilleure absorption des nutriments et à l'élimination efficace des déchets, est essentielle pour maintenir une santé digestive globale.

Il est généralement possible de consommer de l'artichaut tout au long de l'année, bien que sa disponibilité puisse varier en fonction de la saison et de la région. En règle générale, la pleine saison de l'artichaut se situe au printemps, mais il peut être trouvé sur le marché pendant une grande partie de l'année.

Si l'artichaut n'est pas disponible ou si vous recherchez une alternative, comme une courgette découpée en morceaux. Mais je vous déconseille l'artichaut en conserve. Bien que le jus, en général, est comestible le liquide de conservation des artichauts en conserve peut contenir des saveurs issues de l'artichaut et du processus de mise en conserve, mais il peut également savourer être assez salé.

Ma première recette

Préparation d'une boisson au gingembre, avec radis noir et artichaut

Ingrédients :

1 morceau de gingembre de taille moyenne
1 radis noir également de taille moyenne
1 artichaut
6 œufs (facultatifs)

Préparation :

Dans votre autocuiseur (cocotte), versez 2 litres d'eau. Coupez le gingembre en tranches et faites de même pour le radis noir. Plongez aussi l'artichaut entier dans l'eau.

Fermez hermétiquement votre cocotte et démarrez la cuisson. À la fin de la cuisson, plongez vos 6 œufs pendant cinq minutes.

Voilà une excellente boisson qui vous tonifiera toute la journée que ce soit chaud que froid.

En alternance, que ce soit à midi ou le soir, je dégustais mon artichaut accompagné de gingembre et de radis noir cuits.

Les œufs me servaient de coupe-faim. En cas de

fringale, je consommais un œuf dur. En immergeant les œufs dans ma préparation, cela leur conférait une saveur délicieuse et permettait à l'œuf d'absorber les arômes de la matière que j'avais préparée.

Bien que les œufs aient longtemps été critiqués pour leur prétendu impact sur le cholestérol et les risques de maladies cardiaques, les scientifiques sont maintenant catégoriques : consommer des œufs quotidiennement n'est pas dangereux.

Cependant, il est important de ne pas en abuser.

Ma deuxième recette

Salade rafraîchissante au gingembre avec radis noir et artichauts

Ingrédients :

1 radis noir, pelé et tranché finement
2 artichauts cuits, coupés en quartiers
1 morceau de gingembre frais, pelé et râpé
Jus d'un citron
2 cuillères à soupe d'huile d'olive extra vierge
Sel et poivre noir, selon le goût
Feuilles de menthe fraîche pour la garniture
(facultatifs)

Préparations :

Dans un grand bol, mélangez les tranches de radis noir et les quartiers d'artichauts.

Dans un petit bol, préparez la vinaigrette en mélangeant le gingembre râpé, le jus de citron, l'huile d'olive, le sel et le poivre. Ajustez les assaisonnements selon vos préférences.

Versez la vinaigrette sur les légumes dans le grand bol. Mélangez délicatement pour enrober les légumes de la vinaigrette.

Laissez la salade reposer au réfrigérateur pendant au moins 30 minutes pour permettre aux saveurs de se mélanger.

Avant de servir, garnissez éventuellement de feuilles de menthe fraîche pour une touche aromatique supplémentaire.

Cette salade offre une combinaison de saveurs fraîches et piquantes grâce au radis noir et au gingembre, complétée par la texture délicieuse des artichauts. Elle peut être servie en entrée légère ou en accompagnement pour un repas principal.

Les vitamines et les minéraux

Les vitamines

Lorsqu'on adopte un régime très restrictif en calories, la quantité d'aliments consommés peut diminuer, entraînant ainsi une possible insuffisance en vitamines et minéraux essentiels.

Certains régimes, en excluant certains groupes d'aliments, peuvent conduire à des carences nutritionnelles. Par exemple, un régime végétalien, strict peut entraîner des manques en vitamine B12, fer et calcium.

La vitamine B12 se trouve principalement dans des sources d'origine animale. Divers aliments riches en cette vitamine comprennent :

Viande : bœuf, agneau, porc, veau.
Volaille : poulet, dinde.
Poissons et fruits de mer : saumon, truite, thon, crevettes, moules.
Produits laitiers : lait, fromage, yaourt.
Œufs : en plus, les œufs renferment de petites quantités de vitamine B12.

La diversité alimentaire revêt donc une importance cruciale pour garantir un apport adéquat en nutriments. Une alimentation monotone peut conduire à des déficits nutritionnels, mais aussi le désir de mettre fin à son régime.

La prise de suppléments sans nécessité médicale et sans surveillance peut conduire à des excès de certaines vitamines et minéraux. Par exemple, un excès de vitamines A, D, E ou K peut être nocif.

La vitamine A

Elle est une vitamine liposoluble essentielle, jouant un rôle crucial dans divers processus biologiques nécessaires au bon fonctionnement du corps humain. Elle se présente sous deux formes principales dans l'alimentation. D'abord, le rétinol, qui est la forme préformée de la vitamine A, qui se trouve dans des produits d'origine animale tels que le foie, les œufs et les produits laitiers. Ensuite, les caroténoïdes, des précurseurs de la vitamine A, sont présents dans les fruits et légumes colorés comme les carottes, les épinards et les patates douces.

La vitamine A est essentielle pour plusieurs fonctions biologiques, notamment la vision, le soutien du système immunitaire, la promotion de la croissance cellulaire, et le maintien de la santé de la peau en influençant la production et la régénération des cellules cutanées.

Il est crucial de veiller à un apport adéquat en vitamine A pour soutenir ces fonctions vitales. Cependant, il est tout aussi important de noter que des quantités excessives de vitamine A peuvent être toxiques. Par conséquent, il est recommandé de respecter les apports nutritionnels recommandés et de consulter un professionnel de la santé en cas de doute ou de besoins spécifiques.

La vitamine D

C'est une vitamine liposoluble qui joue un rôle essentiel dans plusieurs fonctions du corps humain. Elle existe sous différentes formes, mais les deux principales sont la vitamine D2 (ergocalciférol) et la vitamine D3 (cholécalciférol).

La principale source de vitamine D3 est l'exposition de la peau aux rayons ultraviolets B (UVB) du soleil. La vitamine D2, quant à elle, est présente dans certains champignons et dans des aliments enrichis comme le lait.

La vitamine D est cruciale pour la régulation du calcium et du phosphore dans le corps, ce qui est essentiel pour la santé des os et des dents. Elle contribue également au bon fonctionnement du système immunitaire et peut jouer un rôle dans la prévention de diverses maladies chroniques.

Les principales sources alimentaires de vitamine D comprennent les poissons gras (saumon, thon, maquereau), le foie, les œufs et les produits laitiers. Cependant, il peut être difficile d'obtenir des niveaux suffisants de vitamine D uniquement par l'alimentation. Par conséquent, l'exposition au soleil est cruciale pour favoriser la synthèse naturelle de la vitamine D par la peau. Il est recommandé de passer quelques minutes par jour à l'extérieur, en veillant à protéger sa peau avec une crème solaire appropriée pour éviter les dommages causés par les rayons UV.

En effett, il est important de souligner que s'exposer au soleil ne signifie pas simplement de se faire bronzer. Une exposition excessive peut avoir des effets néfastes, tels que l'apparition prématurée de rides et un risque accru de cancer. Il est donc crucial d'être très vigilant.

Un déficit en vitamine D peut entraîner des problèmes de santé, notamment des troubles osseux tels que le rachitisme chez les enfants et l'ostéomalacie chez les adultes. Cependant, il est également essentiel de maintenir un équilibre, car des niveaux excessifs de vitamine D peuvent également être préjudiciables.

Si la vitamine D joue un rôle crucial dans la santé osseuse, le système immunitaire et la prévention de certaines maladies. Il est recommandé de maintenir un équilibre adéquat entre l'exposition au soleil, l'alimentation et, si nécessaire, les suppléments.

La vitamine E

C'est un nutriment essentiel soluble dans les lipides, jouant un rôle vital dans le maintien de la santé cellulaire et la protection contre le stress oxydatif.

La principale fonction de la vitamine E inclut son rôle d'antioxydant au même titre que la vitamine C et la vitamine A. On trouve la vitamine E dans divers aliments, en particulier dans les huiles végétales, les noix, les graines, les légumes à feuilles vertes et certains fruits. Elle est essentielle pour la santé de la peau, la vision, le système immunitaire et la reproduction.

Bien que les carences en vitamine E semblent assez rares, elles peuvent se produire chez certaines personnes, en particulier celles qui ont des problèmes d'absorption des graisses. D'autre part, des doses excessives de suppléments de vitamine E peuvent être néfastes, il est donc recommandé de respecter les apports nutritionnels recommandés et de consulter un professionnel de la santé pour des conseils personnalisés.

En somme, la vitamine E occupe une place cruciale

dans la promotion d'une santé globale et dans la prévention de certains troubles liés au stress oxydatif.

La vitamine K

La vitamine K est une vitamine liposoluble essentielle, jouant un rôle crucial dans la coagulation sanguine, la minéralisation osseuse, et d'autres processus biologiques. Elle se présente dans les légumes à feuilles vertes comme les épinards, le brocoli et le chou frisé, ainsi que des huiles végétales comme l'huile de soja et l'huile d'olive et la vitamine K2 ou la ménaquinone, que l'on retrouve dans les aliments fermentés et d'origine animale. La vitamine K2 contribue au maintien d'une ossature normale.

Elle est également produite par les bactéries présentes dans le tube digestif.

Les carences en vitamine K sont rares, mais peuvent entraîner des problèmes de coagulation sanguine. Cependant, des doses excessives de suppléments de vitamine K peuvent interférer avec certains médicaments anticoagulants, donc il est important de maintenir un équilibre adéquat.

N'oubliez pas que votre médecin reste votre meilleur interlocuteur, tout comme le diététicien et le nutritionniste.

Les minéraux

Les minéraux jouent un rôle crucial dans le maintien de la santé et le fonctionnement optimal de divers processus physiologiques. Les principaux minéraux et leurs fonctions sont essentiels.

Le calcium est indispensable à la formation des os et des dents, à la coagulation sanguine, ainsi qu'à la transmission des signaux nerveux. Tout comme le fer qui est essentiel à la création d'hémoglobine dans les globules rouges, facilitant le transport de l'oxygène dans tout le corps.

Le zinc a aussi sa place dans divers processus, tels que la croissance, le développement, la cicatrisation des plaies et le bon fonctionnement du système immunitaire.

Le magnésium qui joue un rôle crucial dans la fonction musculaire, la synthèse des protéines, et la régulation de la pression artérielle.

Le potassium, nécessaire à l'équilibre des fluides, à la fonction cardiaque, et à la transmission des impulsions nerveuses. Il en va de même pour le sodium qui participe à l'équilibre des fluides, à la régulation de la pression artérielle, et à la transmission des signaux nerveux.

L'iode pour la production d'hormones thyroïdiennes, régulant ainsi le métabolisme, d'où une attention particulière pour la surveillance de la thyroïde.

Le cuivre a aussi son importance pour sa contribution à la formation des globules rouges, au métabolisme du fer, et à la santé des tissus conjonctifs.

Et le sélénium qui agit comme antioxydant, jouant un rôle protecteur contre les dommages cellulaires.

Ces minéraux sont donc obtenus à travers l'alimentation, provenant de sources diverses telles que les fruits, les légumes, les produits laitiers, les viandes, les céréales complètes, et autres aliments. Maintenir un équilibre adéquat de ces minéraux est crucial pour assurer une santé optimale, car des carences ou des excès peuvent entraîner divers problèmes de santé. Par conséquent, une alimentation équilibrée et variée demeure fondamentale pour garantir un apport adéquat en minéraux.

Les glucides

Les glucides, l'un des principaux macronutriments aux côtés des protéines et des lipides, revêtent une importance capitale dans l'alimentation humaine. Ils sont une source essentielle d'énergie, jouant un rôle essentiel dans le fonctionnement optimal du cerveau et du système nerveux. Une compréhension approfondie des glucides implique de considérer leurs types et leurs fonctions variés.

Les glucides se divisent en deux catégories principales : simples et complexes. Les glucides simples comprennent les sucres simples, tels que le glucose, le fructose et le saccharose, ainsi que des composés plus complexes comme le lactose et le maltose. D'autre part, les glucides complexes incluent l'amidon, présent dans les céréales, les légumineuses et les tubercules, ainsi que les fibres, présentes dans les fruits, les légumes et les grains entiers.

Les fonctions des glucides sont multiples. Tout d'abord, ils servent de source d'énergie immédiate pour les cellules du cerveau et les muscles. En excès, le glucose est stocké sous forme de glycogène dans le foie et les muscles, prêt à être utilisé en cas de besoin accru d'énergie. Les glucides sont également essentiels pour le métabolisme des graisses, jouant un rôle crucial dans l'utilisation efficace des lipides comme source d'énergie.

Au-delà de leur rôle énergétique, les glucides ont une fonction structurelle. Les fibres, par exemple, contribuent à la santé digestive en favorisant la régularité intestinale et en soutenant une flore intestinale équilibrée.

En termes de recommandations nutritionnelles, il

est généralement conseillé que les glucides représentent entre 45 % et 65 % de l'apport calorique quotidien. Les sources privilégiées sont les aliments riches en glucides complexes, tels que les grains entiers, les légumes et les fruits, tandis que les sucres ajoutés, présents dans les produits transformés, devraient être limités.

Il est important de noter que les besoins en glucides peuvent varier selon les individus et leur mode de vie. Pour ma part, j'ai toujours varié mon alimentation sans que cela ne puisse gêner mon régime.

Les protéines

Les protéines sont des macronutriments essentiels qui jouent un rôle fondamental dans le maintien de la santé et du bien-être général. Composées d'acides aminés, les protéines sont les éléments constitutifs essentiels des cellules, des tissus et des organes du corps humain. Elles sont impliquées dans de nombreuses fonctions biologiques cruciales, notamment la croissance, la réparation des tissus, la production d'enzymes et d'hormones, ainsi que le soutien du système immunitaire.

Les sources alimentaires riches en protéines incluent la viande, la volaille, le poisson, les œufs, les produits laitiers, les légumineuses, les noix et les graines. Les protéines animales fournissent généralement tous les acides aminés essentiels nécessaires au corps, tandis que certaines combinaisons de protéines végétales peuvent également fournir une gamme complète d'acides aminés.

L'apport quotidien recommandé en protéines peut varier en fonction de divers facteurs tels que l'âge, le niveau d'activité physique, les objectifs de santé et la composition corporelle. En général, pour la plupart des adultes en bonne santé, un apport d'environ 0,8 à 1,2 grammes de protéines par kilogramme de poids corporel est souvent considéré comme adéquat.

Il est important de noter que l'équilibre entre les protéines, les glucides et les lipides dans l'alimentation est crucial pour maintenir une nutrition optimale. Un régime équilibré, combinant différentes sources de protéines, favorise la diversité nutritionnelle et contribue au bien-être global de l'organisme.

Les protéines sont également un élément clé dans la gestion du poids, car elles favorisent la sensation de satiété, aidant ainsi à contrôler l'appétit. Que ce soit pour soutenir la croissance musculaire, faciliter la récupération après l'exercice, ou simplement maintenir une bonne santé, les protéines jouent un rôle essentiel dans la nutrition quotidienne.

Les lipides

Les lipides, communément appelés graisses, sont un groupe de macronutriments essentiels à une alimentation équilibrée. Ils sont composés de molécules telles que les acides gras, jouant un rôle vital dans de nombreux aspects de la santé humaine.

Les macronutriments sont les éléments nutritifs nécessaires à l'organisme en grande quantité pour assurer son bon fonctionnement. Ils se divisent en trois catégories principales : les protéines, les glucides et les lipides.

On distingue plusieurs types de lipides, dont les acides gras saturés, insaturés et polyinsaturés. Les acides gras saturés, présents dans des aliments tels que la viande et les produits laitiers, sont souvent associés à une augmentation du cholestérol sanguin et sont généralement recommandés en quantités modérées dans une alimentation équilibrée. En revanche, les acides gras insaturés, présents dans des sources comme les avocats, les noix et les huiles végétales, sont considérés comme bénéfiques pour la santé cardiaque.

Les lipides jouent plusieurs rôles essentiels dans l'organisme. Tout d'abord, ils sont une source concentrée d'énergie, dépassant même celle des glucides et des protéines. Ensuite, les lipides sont des constituants structurels majeurs des membranes cellulaires, participant ainsi au maintien de l'intégrité et de la fonction des cellules. Ils sont également impliqués dans le transport des vitamines liposolubles (A, D, E, et K) dans l'organisme.

Outre ces fonctions, les lipides sont cruciaux pour la régulation des processus inflammatoires et immunologiques. Les acides gras oméga-3, présents dans les poissons gras tels que le saumon, sont particulièrement connus pour leurs effets anti-inflammatoires bénéfiques.

Bien que les lipides soient essentiels, une consommation excessive, en particulier de graisses saturées et de gras trans, peut être associée à des risques pour la santé, tels que des maladies cardiovasculaires. Par conséquent, il est recommandé de privilégier des sources saines de lipides, de maintenir un équilibre adéquat entre les différents types d'acides gras, et de rester conscient de la quantité totale de lipides dans l'alimentation quotidienne.

La répartition des macronutriments : quelle quantité par jour ?

Les macronutriments, appelés aussi macros, se composent de trois familles : les lipides, les protéines et les glucides. Ces macros apportés par l'alimentation sont des sources majeures d'énergie, autrement dit des sources de calories.

Les fibres

Les fibres alimentaires, présentes principalement dans les aliments d'origine végétale tels que les fruits, les légumes, les céréales complètes, les légumineuses et les noix, sont un élément essentiel des glucides. Il existe deux types de fibres : les fibres solubles, qui forment un gel en se dissolvant dans l'eau, et les fibres insolubles, qui n'ont pas cette propriété.

Fibres solubles :

Ces fibres, présentes notamment dans les fruits comme les pommes et les agrumes, les légumes tels que les carottes et les haricots, ainsi que dans l'avoine, sont bénéfiques pour la régulation du sucre sanguin et du cholestérol.

Fibres insolubles :

On trouve ces fibres dans les céréales complètes, les légumes verts feuillus et les grains entiers. Elles ne sont pas solubles dans l'eau, elles ajoutent du volume aux selles, favorisant ainsi un transit intestinal régulier.

Lors d'un régime, l'inclusion de fibres dans

l'alimentation présente plusieurs avantages :

La satiation :

Les fibres contribuent à la sensation de satiété, ce qui peut aider à contrôler l'appétit et à maintenir un poids corporel sain.

La digestion :

Les fibres, en particulier les fibres insolubles, favorisent une digestion saine en prévenant la constipation et en stimulant le transit intestinal.

Le contrôle du sucre sanguin :

Les fibres solubles peuvent ralentir l'absorption du sucre, contribuant ainsi au maintien de niveaux de glucose sanguin stables.

La réduction du cholestérol :

Les fibres solubles peuvent aider à réduire les niveaux de cholestérol sanguin en liant le cholestérol et en favorisant son élimination.

Il est recommandé d'intégrer progressivement une variété d'aliments riches en fibres dans un régime équilibré pour profiter de ces avantages. D'autre part, il faut s'assurer également de maintenir une hydratation adéquate, car les fibres absorbent l'eau.

En conclusion, pendant la période de plein régime,

j'ai effectué plusieurs bilans afin de vérifier que je n'avais aucune carence.

Il fallait aussi que je trouve un équilibre entre la perte de poids ou tout autre objectif lié au régime, et le maintien d'une alimentation qui fournit les nutriments nécessaires pour éviter les carences. En d'autres termes, il fallait adopter une méthode qui permette d'atteindre les objectifs du régime tout en veillant à ma santé nutritionnelle globale.

Comment bien manger ?

Bien manger implique d'adopter une alimentation équilibrée et variée, en veillant à fournir à votre corps les nutriments essentiels dont il a besoin. Il faut donc adopter une alimentation équilibrée qui implique une diversité d'aliments dans le régime alimentaire, en mettant l'accent sur les fruits, les légumes, les céréales complètes, les protéines maigres, ainsi que les produits laitiers ou leurs alternatives. Il est essentiel d'éviter les excès et de veiller à obtenir une combinaison appropriée de glucides, de protéines et de graisses.

Il faut apprendre à maîtriser les portions afin d'éviter la suralimentation. L'utilisation d'assiettes plus petites et l'écoute attentive des signaux de votre corps pour reconnaître le moment où vous êtes rassasié sont des pratiques utiles.

Il faut s'assurer de maintenir une hydratation adéquate tout au long de la journée. L'eau joue un rôle essentiel dans de nombreuses fonctions corporelles, et il est parfois facile de confondre la soif avec la faim.

Ne mangez pas à n'importe quelle heure de la journée pour éviter les grignotages. Il faut établir des horaires réguliers pour vos repas afin de maintenir un métabolisme stable. Surtout, évitez de sauter des repas, car cela peut entraîner des fringales et des choix alimentaires, moins sains.

D'autre part, il est important de planifier vos repas à l'avance pour éviter des choix impulsifs ou peu sains. Si vous êtes souvent en déplacement, préparez des collations saines à emporter. Mais mangez lentement pour permettre à votre organisme de reconnaître quand vous êtes rassasié.

Votre assiette, votre repas ne doit pas être monotones, favorisez une palette de couleurs alimentaires qui reflète une diversité de nutriments dans son assiette. Plus celle-ci est colorée, plus vous êtes susceptible de bénéficier d'une large gamme de vitamines et de minéraux. J'ai l'habitude d'utiliser des assiettes qui représentent des fruits et des légumes.

Il faut en suivant un régime, mettre de côté la consommation d'aliments transformés qui sont riches en sucres ajoutés, en gras saturés et en sel.

Il est évident qu'il faut donner la priorité à la cuisine maison. Cela vous donne un contrôle total sur les ingrédients et les portions, en vous offrant la possibilité d'explorer de nouvelles recettes saines.

Surtout, apprenez à lire les étiquettes nutritionnelles pour comprendre la composition des aliments que vous achetez.

Sachez que nous sommes uniques, il est crucial d'ajuster ces conseils en fonction de nos besoins spécifiques.

Comment éviter le grignotage ?

Gérer le grignotage peut représenter un défi, mais adopter quelques stratégies peut contribuer à contrôler cette habitude. Tout d'abord, planifiez des repas équilibrés comprenant des protéines, des glucides complexes et des graisses saines pour maintenir la satiété. Assurez-vous également de rester hydraté en buvant suffisamment d'eau tout au long de la journée, car la soif peut parfois être confondue avec la faim, comme je l'avais déjà précisé.

Lorsque le besoin de grignoter se fait sentir, il est souhaitable de privilégier des collations saines telles que des fruits, des légumes, des noix ou du yaourt grec. Évitez les aliments riches en calories vides (boissons gazeuses sucrées, les bonbons, les chips...) et en sucres ajoutés. Soyez conscient des déclencheurs émotionnels ou situationnels qui peuvent vous pousser à grignoter, et trouvez des moyens plus sains de faire face à ces situations.

Les déclencheurs émotionnels font référence à des émotions telles que le stress, l'ennui, la tristesse, etc.. qui peuvent influencer le besoin de manger. De même, les déclencheurs situationnels peuvent être des circonstances particulières, comme regarder la télévision, travailler tard le soir, ou être en présence de certaines personnes.

Il faut opter pour des aliments entiers et nutritifs plutôt que des options très transformées. Établissez aussi des horaires de repas réguliers pour éviter d'avoir trop faim entre les repas. Si possible, éloignez les tentations alimentaires de votre champ de vision pour réduire la tentation. C'est bien simple tout ce qui pouvait me tenter, n'était plus acheter.

D'autre part, pratiquez la pleine conscience alimentaire en prenant le temps de savourer chaque bouchée pendant les repas. Cela peut aider à reconnaître plus rapidement le sentiment de satiété. Rappelez-vous également d'être indulgent envers vous-même. Si vous grignotez occasionnellement, ne soyez pas trop dur avec vous-même. L'objectif principal est de maintenir un équilibre global et de développer des habitudes alimentaires saines à long terme. J'ai parfois craqué, mais je reprenais assez vite le pouvoir sur mon organisme.

À la fin de mon livre, je propose une liste d'aliments pour diversifier votre alimentation.

Planification d'une de mes journées

Le matin, avant toute chose, je commence par un café sans sucre suivi d'une séance de saut à la corde de 15 minutes. Ensuite, je me dirige vers la salle de bain. Si je n'ai pas prévu de partir en randonnée ou pour des affaires professionnelles, je privilégie une séance à la piscine. Il est également important de fréquenter deux à trois piscines, car la diversification des endroits présente plusieurs avantages.

Tels que la possibilité de s'adapter à différentes conditions, de solliciter divers groupes de personne. En effet la diversité des nageurs dans chaque piscine crée un contexte social stimulant qui offre des opportunités d'interaction avec des nageurs de niveaux de compétence variés. Cela contribue aussi non seulement à rendre l'expérience de natation plus agréable, mais aussi à fournir des défis qui favorisent sa progression personnelle.

D'autre part, la monotonie de l'entraînement lorsque l'on est seul peut-être aussi démotivante. C'est pourquoi, il est important pour l'éviter de varier son environnement d'entraînement. Par ailleurs, cela permet d'éviter de se retrouver devant une piscine fermée où j'avais l'habitude de nager. En ce qui me concerne, j'ai sélectionné trois piscines où je me suis désormais habitué et où je connais des personnes, ce qui rend mes sessions de natation plus agréables et enrichissantes.

Dès mon retour en fin de matinée à mon domicile, je ne m'attelle pas immédiatement à la préparation de mon déjeuner afin de décourager toute tentation de grignotage entre les repas. Cela dit, cette règle s'assouplit si la préparation d'un plat nécessite un certain temps.

Puisque j'ai conservé ma tenue de sport, j'en profite pour consulter mes messages et mes courriels. Cependant, au lieu de m'installer confortablement dans le fauteuil de mon bureau, je préfère le faire tout en pédalant sur mon vélo stationnaire, en utilisant ma tablette.

Il ne faut cependant pas penser que chaque jour de ma vie est basé uniquement sur le sport. Pourtant, il m'est plus profitable de pédaler tout en consultant mes mails.

Après le déjeuner, l'après-midi, est consacré à diverses tâches. Il m'arrive également en fin de journée de pédaler à nouveau.

Courir après le temps pour avoir le temps de courir

Il peut être un défi de trouver du temps pour faire du sport lorsque l'on travaille sept heures par jour. Mais c'est tout à fait possible avec une planification et une organisation adéquates. Je vous donne quelques conseils :

Routine matinale ou soirée :

Intégrez une séance d'exercice le matin avant d'aller travailler ou le soir après le travail. Cela peut inclure la course à pied, la gym à la maison, le vélo d'appartement, etc.

Pause-déjeuner active :

Profitez de votre pause-déjeuner pour faire une courte séance d'exercice. Cela peut être une promenade rapide, des étirements ou même une séance d'entraînement en circuit rapide.

Utilisez le temps de déplacement :

Si possible, optez pour des modes de transport actifs, comme la marche ou le vélo, pour vous rendre au travail. Cela peut ajouter une dose d'activité physique à votre journée.

Bureau ergonomique :

Aménagez votre espace de travail de manière à encourager l'activité physique. Utilisez un bureau debout ou un bureau ajustable en hauteur pour pouvoir travailler debout.

Séances courtes et intenses :

Des séances d'entraînement courtes mais intensives peuvent être très efficaces. Des exercices tels que le HIIT (entraînement fractionné de haute intensité) peuvent être faits en peu de temps et fournissent d'excellents résultats. Bien que le HIIT soit efficace pour brûler des calories, il est important de noter qu'il n'est pas recommandé aux personnes ayant des problèmes cardiaques ou aux femmes enceintes, entre autres. En résumé, une session de vingt minutes de HIIT peut entraîner une consommation calorique de 20 à 25 % supérieure à celle d'une séance de renforcement musculaire traditionnelle.

Planification hebdomadaire :

Planifiez vos séances d'exercice à l'avance. Cela vous aidera à rester organisé et à intégrer l'activité physique dans votre routine quotidienne.

Participation à des cours en ligne :

Recherchez des cours d'exercice en ligne qui

peuvent être suivis à tout moment. Cela vous permet de vous entraîner à la maison selon votre propre horaire.

Établissez des objectifs réalistes :

Fixez-vous des objectifs réalistes en termes de fréquence et de durée de l'exercice, en tenant compte de vos contraintes de temps.

En résumé, L'essentiel est de trouver ce qui fonctionne le mieux pour vous et de rendre l'exercice aussi intégré et pratique que possible dans votre vie quotidienne. Même de petites quantités d'activité physique régulière peuvent avoir un impact positif sur votre santé globale.

Mes recettes

Les recettes que je suggère sont conçus pour être relativement légeres en termes de calories, en mettant l'accent sur des ingrédients nutritifs et équilibrés.

J'ai conçu des menus pour chaque jour de la semaine, incluant le petit-déjeuner, le déjeuner et le dîner. Ces menus étaient adaptés à mon emploi du temps, car il n'est malheureusement pas toujours possible de consacrer beaucoup de temps à la préparation des repas.

Équilibrer un régime alimentaire avec un emploi du temps chargé peut être complexe. C'est pourquoi je préparais des menus rapides, ou à préparer pour les jours où le temps était limité, tout en prévoyant des menus plus élaborés pour les moments où j'avais un peu plus de temps pour cuisiner.

L'idée est de rendre chaque repas festif, même si vous suivez un régime. Se restreindre ne signifie pas renoncer à la diversité des plaisirs culinaires.

Chaque jour, je préparais une variété de pains à l'aide d'une machine à pain, afin de diversifier mes petits-déjeuners et d'éviter la monotonie. Bien sûr, vous êtes libre d'ajuster les recettes selon vos préférences quotidiennes.

Je déconseille fortement de préparer vos repas à l'avance, car la tentation de grignoter dans le frigo pourrait être difficile à éviter. Cependant, cette règle peut être assouplie si vous partez pour la journée le lendemain ou si votre emploi du temps ne permet pas de cuisiner le jour même.

Les recettes de ma semaine

Ma recette du lundi

Petit-déjeuner

Tartine légère au pain complet avec confiture à la rhubarbe et kiwi

Ingrédients :

Pain complet ou aux céréales : 1 tranche
Confiture à la rhubarbe sans sucre ajouté : 1 cuillère à soupe
Accompagnement : kiwi

Préparation :

Faites griller une tranche de pain complet
Étalez une cuillère à soupe de confiture sur la tranche de pain
Accompagnez avec quelques tranches de kiwi

Boisson :

Complétez votre petit-déjeuner avec une boisson faible en calories, comme du thé vert ou du café sans sucre

Déjeuner

Salade de poulet grillé au quinoa

Ingrédients :

Poulet grillé (pré-cuit ou acheté déjà cuit)
Quinoa cuit
Légumes verts (épinards, roquette, laitue)
Tomates cerises coupées en deux
Vinaigrette légère

Préparation du poulet :

Utilisez du poulet grillé déjà cuit ou préparez-le en
le cuisant à la poêle avec des assaisonnements
légers
Coupez le poulet en morceaux

Préparation de la salade :

Dans un bol, mélangez le quinoa cuit, les légumes
verts, les tomates cerises et le poulet grillé
Ajoutez une vinaigrette légère de votre choix et
mélangez bien

Dîner

Saumon au four avec asperges :

Ingrédients :

Filet de saumon
Asperges fraîches

Citron

Sel, poivre, herbes de Provence

1 cuillère à soupe d'huile d'olive

Préparation :

Préchauffer le four à 200 °C

Placer le saumon sur une plaque de cuisson recouverte de papier parchemin

Disposer les asperges autour du saumon

Arroser le saumon et les asperges d'huile d'olive et de jus de citron

Assaisonner avec du sel, du poivre et des herbes de Provence

Cuire au four pendant 15 à 20 minutes, ou jusqu'à ce que le saumon soit cuit

Ma recette du mardi

Petit-déjeuner

Pain aux céréales à la confiture de baies avec des myrtilles fraîches

Ingrédients :

Pain aux céréales : 1 tranche
Confiture de baies : 1 cuillère à soupe.
Accompagnement : Une poignée de myrtilles fraîches

Préparation :

Prenez une tranche de pain aux céréales sans la griller cette fois
Étalez une cuillère à soupe de confiture de baies
Accompagnez avec une poignée de myrtilles fraîches.

Déjeuner

Wrap au thon

Ingrédients :

Tortilla de blé entier
Thon en conserve au naturel

Laitue

Tomates en dés

Sauce au yaourt grec (comme sauce légère)

Préparation :

Étalez du thon égoutté sur une tortilla de blé entier

Ajoutez des feuilles de laitue et des dés de tomates

Enroulez la tortilla et coupez-la en deux si nécessaire

Dîner

Poisson Grillé avec épinard en branche

Ingrédients :

Filet de poisson (truite, cabillaud, sole, tilapia, etc.)

Épinard en branche cuits à la vapeur

1 cuillère à soupe de sauce soja légère

Jus de citron

Ail émincé

Sel, poivre, herbes de Provence

Préparation :

Assaisonner le poisson avec la sauce soja, le jus de citron, l'ail émincé, le sel, le poivre et les herbes de Provence

Griller le poisson jusqu'à ce qu'il soit cuit

Servir le poisson avec les épinard cuits à la vapeur

Ma recette du mercredi

Petit-déjeuner

Pain d'épeautre à la confiture d'abricots sans sucre avec des amandes

Ingrédients :

Tartine d'épeautre : 1 tranche de pain d'épeautre grillé
Confiture d'abricots sans sucre ajouté : 1 cuillère à soupe
Accompagnement : Quelques amandes effilées

Préparation :

Faites griller une tranche de pain d'épeautre
Étalez une cuillère à soupe de confiture d'abricots sans sucre ajouté
Ajoutez quelques amandes effilées en accompagnement

Déjeuner

Bol de smoothie aux fruits et au yaourt

Ingrédients :

Yaourt grec nature
Banane
Baies mixtes (fraises, myrtilles, framboises)
Granola (optionnel pour plus de croquant)

Préparation :

Dans un blender, mélangez le yaourt grec, une banane et des baies mixtes jusqu'à obtenir une consistance lisse
Versez le smoothie dans un bol
Ajoutez du Granola par-dessus pour plus de texture (optionnel)

Dîner

Bowl végétarien aux haricots noirs

Ingrédients :

Riz brun cuit
Haricots noirs cuits
Maïs
Avocat en tranches
Salsa légère

Préparation :

Disposez le riz, les haricots noirs, le maïs et les tranches d'avocat dans un bol
Ajoutez une cuillère à soupe de salsa légère par-dessus

Ma recette du jeudi

Petit-déjeuner

Pain de seigle à la confiture de framboises et de banane

Ingrédients :

Pain de seigle : 1 tranche
Confiture de framboises sans sucre ajouté : 1
cuillère à soupe
Accompagnement : Tranches fines de banane

Préparation :

Prenez une tranche de pain de seigle sans le griller
Étalez une cuillère à soupe de confiture de
framboises
Accompagnez avec des tranches fines de banane

Déjeuner

Salade de Poulet aux Fraises

Ingrédients :

Blanc de poulet grillé, tranché
Laitue mélangée
Fraises, tranchées

Noix concassées
Fromage de chèvre, émietté
Vinaigrette balsamique légère

Préparation :

Dans un grand bol, disposer la laitue mélangée.
Ajouter le poulet grillé, les fraises, les noix et le
fromage de chèvre
Assaisonner avec la vinaigrette balsamique légère
et mélanger délicatement

Dîner

Poissons Grillés avec Quinoa Citronné

Ingrédients :

Filet de poisson (cabillaud, tilapia, etc.)
1 tasse de quinoa cuit
Zeste et jus de citron
Ail émincé
Persil frais, haché
Sel, poivre

Préparation :

Assaisonner le poisson avec le zeste et le jus de
citron, l'ail émincé, le sel, le poivre et le persil.
Griller le poisson jusqu'à ce qu'il soit cuit
Mélanger le quinoa cuit avec un peu de jus de citron
et de persil

Servir le poisson sur un lit de quinoa

Ma recette du vendredi

Petit-déjeuner

Pain complet aux graines de chia à la confiture de fraises et de chia saupoudrées

Ingrédients :

Tartine de pain complet aux graines de chia : 1 tranche
Confiture de fraises sans sucre ajouté : 1 cuillère à soupe
Accompagnement : 1 cuillère à café de graines de chia saupoudrées

Préparation :

Faites griller une tranche de pain complet aux graines de chia
Étalez une cuillère à soupe de confiture de fraises
Saupoudrez avec une cuillère à café de graines de chia

Déjeuner

Wrap de Dinde et Légumes

Ingrédients :1 tortilla de blé entier
Dinde coupée en lanières cuites

Avocat, tranché
Laitue
Tomates, tranchées
Moutarde à l'ancienne

Préparation :

Chauffer la tortilla de blé entier
Disposer la dinde, l'avocat, la laitue et les tomates
sur la tortilla
Ajouter une cuillère à soupe de moutarde à
l'ancienne
Envelopper le tout et déguster

Dîner

Légumes Rôtis avec Poulet Grillé

Ingrédients :

Blanc de poulet assaisonné
Carottes, patates douces, brocolis (coupés en
morceaux)
Ail émincé
Thym frais
Huile d'olive
Sel, poivre

Préparation :

Préchauffer le four à 200°C
Disposer les légumes sur une plaque de cuisson

Ajouter le poulet assaisonné au centre des légumes
Arroser d'huile d'olive, saupoudrer d'ail émincé et de thym
Cuire au four pendant 25-30 minutes ou jusqu'à ce que le poulet soit bien cuit et les légumes rôtis

Ma recette du samedi

Petit-déjeuner

Pain complet aux noix à la confiture de mûres et de pomme

Ingrédients :

Pain complet aux noix : 1 tranche
Confiture de mûres sans sucre ajouté : 1 cuillère à soupe
Accompagnement : tranches de pomme

Préparation :

Prenez une tranche de pain complet aux noix sans le griller
Étalez une cuillère à soupe de confiture de mûres
Accompagnez avec des tranches de pomme

Déjeuner

Salade de Quinoa aux Légumes

Ingrédients :

1 tasse de quinoa cuit
1/2 tasse de pois chiches cuits
Légumes frais (concombres, tomates, avocat)

Feuilles de laitue
1 cuillère à soupe de vinaigrette légère à l'huile
d'olive

Préparation :

Dans un grand bol, mélanger le quinoa, les pois
chiches et les légumes frais coupés
Ajouter la vinaigrette légère et mélanger
délicatement
Servir sur un lit de feuilles de laitue

Dîner

Poulet Grillé avec Brocolis Vapeur

Ingrédients :

Poitrines de poulet assaisonnées (sel, poivre,
herbes de Provence)
Brocolis frais

Préparation :

Griller les poitrines de poulet assaisonnées jusqu'à
ce qu'elles soient bien cuites
Faire cuire les brocolis à la vapeur jusqu'à ce qu'ils
soient tendres
Servir le poulet grillé avec les brocolis
Remarque : limitez l'utilisation d'huile pendant la
cuisson et privilégiez les assaisonnements légers
pour réduire l'apport calorique

Ma recette du dimanche

Petit-déjeuner

Pain de sarrasin à la confiture d'oranges et morceaux d'ananas

Ingrédients :

Tartine au pain de sarrasin : 1 tranche
Confiture d'orange amère sans sucre ajouté : 1 cuillère à soupe
Accompagnement : quelques morceaux d'ananas frais

Préparation :

Faites griller une tranche de pain de sarrasin
Étalez une cuillère à soupe de confiture d'orange amère
Accompagnez avec quelques morceaux d'ananas frais

Déjeuner

Tortilla aux légumes grillés et poulet

Ingrédients :

1 tortilla de blé entier

Blanc de poulet grillé, tranché
Courgettes et poivrons grillés
Laitue
Sauce au yaourt et à l'ail

Préparation :

Chauffer la tortilla de blé entier
Disposer le blanc de poulet, les légumes grillés et la laitue sur la tortilla
Ajouter une cuillère à soupe de sauce au yaourt et à l'ail
Envelopper le tout et savourer

Dîner

Salade de Lentilles aux Légumes

Ingrédients :

1 tasse de lentilles cuites
Tomates cerises, coupées en deux
Concombres, coupés en dés
Feta émiettée
Persil frais, haché
Vinaigrette légère à l'huile d'olive et au citron

Préparation :

Mélanger les lentilles cuites, les tomates cerises, les concombres, la feta et le persil dans un grand bol

Ajouter la vinaigrette légère et mélanger délicatement

Servir frais

Les bienfaits de ces aliments

Les asperges

Les asperges se révèlent être un ajout précieux à tout régime alimentaire axé sur la santé et le bien-être. Leur profil nutritionnel exceptionnel en fait un aliment important pour ceux qui cherchent à atteindre leurs objectifs nutritionnels.

Les asperges sont naturellement faibles en calories tout en étant riches en fibres, ce qui les rend idéales pour la gestion du poids. Elles fournissent également une variété de vitamines essentielles, notamment la vitamine K, la vitamine A, la vitamine C et plusieurs vitamines du groupe B.

En plus de leur apport vitaminique, les asperges sont une source significative de minéraux tels que le folate, le fer et le cuivre. Le folate, en particulier, joue un rôle clé dans la formation des cellules sanguines et est crucial pour les femmes enceintes ou envisageant une grossesse.

De plus, les asperges sont riches en antioxydants, contribuant ainsi à la protection des cellules contre les dommages causés par les radicaux libres. Les radicaux libres sont des molécules instables et hautement réactives qui ont un nombre impair d'électrons dans leur structure. En raison de ce déséquilibre électronique, ces molécules cherchent à stabiliser leur structure en réagissant avec d'autres molécules, ce qui peut entraîner des dommages cellulaires.

Les haricots verts

Les haricots verts se révèlent être un élément clé pour réussir un régime axé sur la santé et la nutrition. Leur richesse nutritionnelle en fait un aliment important pour ceux qui cherchent à atteindre leurs objectifs de bien-être.

Faibles en calories et riches en fibres, les haricots verts sont un choix optimal pour ceux qui surveillent leur poids. La haute teneur en fibres contribue à la satiété, favorisant ainsi la régulation de l'appétit.

En plus de leur apport en fibres, les haricots verts sont une source précieuse de vitamines et de minéraux essentiels. Ils fournissent des vitamines A, C et K, ainsi que des minéraux tels que le fer et le potassium. Ces nutriments jouent un rôle crucial dans divers processus biologiques, y compris la santé des os, la coagulation sanguine et la fonction immunitaire.

De plus, les haricots verts sont riches en antioxydants, aidant à neutraliser les radicaux libres dans le corps et contribuant ainsi à la protection des cellules contre les dommages.

Les haricots noirs

Les haricots noirs, tout comme leurs homologues rouges et d'autres légumineuses, apportent une richesse nutritionnelle qui les rend particulièrement bénéfiques dans le cadre d'un régime équilibré. Les avantages spécifiques des haricots noirs incluent leur apport significatif en protéines, ce qui en fait une option idéale pour les régimes végétariens et une source diversifiée de nutriments essentiels.

En plus de leur teneur élevée en protéines, les haricots noirs sont également une excellente source de fibres, favorisant la sensation de satiété et contribuant à une digestion saine. La présence de fer non héminique dans les haricots noirs en fait une option précieuse pour ceux qui suivent des régimes végétaliens, et cette absorption peut être améliorée en les associant à des sources de vitamine C.

Les haricots noirs sont également riches en antioxydants, fournissant une protection contre les radicaux libres et contribuant ainsi à prévenir les dommages cellulaires. En outre, leur faible teneur en matières grasses en fait un choix sain pour ceux qui surveillent leur apport calorique.

Comparativement, aux haricots rouges, les différences nutritionnelles restent mineures, les deux variantes fournissant des protéines, des fibres, des vitamines et des minéraux essentiels. Le choix entre les haricots noirs et les haricots rouges peut dépendre de préférences gustatives individuelles, de la texture recherchée dans un plat spécifique ou simplement de la variété pour maintenir la diversité nutritionnelle dans l'alimentation. Intégrer une gamme de haricots et de légumineuses offres une palette étendue de bienfaits nutritionnels.

Le maïs

Le maïs peut être intégré de manière équilibrée dans un régime alimentaire, toutefois, une consommation modérée est recommandée en raison de sa teneur en glucides.

Il constitue une source significative de glucides, principalement sous forme d'amidon. Pour ceux qui surveillent leur apport en glucides, il est conseillé de contrôler les portions de maïs afin d'éviter un excès.

Il est une bonne source de fibres, qui favorise la sensation de satiété et qui contribue à une digestion saine, ce qui peut être bénéfique pour le contrôle du poids.

Le maïs apporte des vitamines (telles que la vitamine C et la vitamine B) ainsi que des minéraux comme le potassium et le magnésium, essentiels pour la santé globale. Et il contient des antioxydants, qui jouent un rôle dans la neutralisation des radicaux libres et contribue ainsi à prévenir les dommages cellulaires.

Il existe différentes variétés de maïs, dont le maïs doux et le maïs dur. Le premier a une teneur en sucre plus élevée, tandis que le second a une saveur plus neutre. Le choix du maïs dur est donc préférable en période de régime.

Le maïs peut se préparer de diverses façons, mais il faut éviter d'influencer sa valeur nutritionnelle en évitant les préparations riches en matières grasses ou en sucre.

La courgette

La courgette s'impose comme un aliment clé pour atteindre les objectifs d'un régime axé sur la santé et le bien-être. Son profil nutritionnel en fait un ingrédient important pour ceux qui aspirent à une alimentation équilibrée.

La courgette est remarquablement faible en calories tout en étant riche en fibres, ce qui en fait un choix optimal pour ceux qui cherchent à maintenir un poids équilibré. La haute teneur en fibres favorise la satiété, contribuant ainsi à la gestion de l'appétit.

Outre sa contribution en fibres, la courgette offre une gamme de vitamines et de minéraux essentiels, tels que la vitamine C, la vitamine B6, le potassium et le magnésium. Ces nutriments jouent un rôle vital dans diverses fonctions biologiques, y compris la santé du système immunitaire et la régulation de la pression artérielle.

La courgette est également riche en antioxydants, aidant à neutraliser les radicaux libres et contribuant ainsi à la protection des cellules contre les dommages oxydatifs.
Sa polyvalence en cuisine en fait un ajout délicieux à une variété de plats sains. Que ce soit en salade, sautée, grillée ou utilisée comme alternative aux pâtes, la courgette offre une texture légère et une saveur subtile qui peut agrémenter tout régime alimentaire équilibré.

Le chou-fleur

Le chou-fleur se distingue comme un aliment incontournable pour atteindre les objectifs d'un régime axé sur la santé et l'équilibre. Son profil nutritionnel en fait un ingrédient essentiel pour ceux qui cherchent à adopter une alimentation saine.

Le chou-fleur est particulièrement attractif pour ceux qui surveillent leur poids, car il est peu calorique tout en étant une excellente source de nutriments. Sa richesse en fibres contribue à la satiété, favorisant ainsi la régulation de l'appétit.

En plus de sa contribution en fibres, le chou-fleur offre une gamme de vitamines et de minéraux bénéfiques. Il contient des quantités significatives de vitamine C, de vitamine K, de vitamine B6, ainsi que des minéraux tels que le potassium et le magnésium. Ces nutriments jouent un rôle essentiel dans des processus biologiques variés, allant de la coagulation sanguine à la santé des os.

Le chou-fleur est également riche en composés antioxydants, apportant des bienfaits pour la santé en aidant à neutraliser les radicaux libres dans le corps.

Sa polyvalence culinaire offre de nombreuses possibilités d'inclusion dans des plats sains et équilibrés. Que ce soit en purée, rôti au four, ajouté à des sautés ou transformé en une alternative faible en glucides, le chou-fleur peut être une composante délicieuse et nutritive de tout régime.

Les épinards

Les épinards émergent comme un aliment crucial pour atteindre les objectifs d'un régime axé sur la santé et le bien-être. Leur profil nutritionnel en fait une contribution significative pour ceux qui cherchent à adopter une alimentation équilibrée.

Les épinards sont particulièrement notables en raison de leur faible teneur calorique et de leur riche apport en nutriments essentiels. Ils sont une excellente source de vitamines, en particulier la vitamine K, la vitamine A, la vitamine C, ainsi que des minéraux tels que le fer et le calcium. Ces éléments sont cruciaux pour la santé des os, la coagulation sanguine, la vision et d'autres fonctions biologiques.

En plus de leurs bienfaits vitaminiques et minéraux, les épinards sont riches en antioxydants, contribuant à la protection des cellules contre les dommages causés par les radicaux libres. Leurs propriétés anti-inflammatoires en font également un atout pour la santé globale.

La forte teneur en fibres des épinards favorise la satiété, contribuant ainsi à la régulation de l'appétit. En intégrant les épinards dans une variété de plats, qu'ils soient crus dans des salades, cuits dans des plats chauds, ou ajoutés à des smoothies, ils offrent une diversité culinaire tout en apportant des bénéfices nutritionnels.

La viande blanche

La viande blanche, telle que le poulet et la dinde, est souvent considérée comme une option plus maigre et plus saine par rapport à la viande rouge. Elle peut certainement être une partie importante d'un régime équilibré pour plusieurs raisons. Elle est généralement plus maigre, ce qui signifie qu'elle a une teneur en matières grasses plus faible par rapport à la viande rouge.

D'autre part, elle est une excellente source de protéines de haute qualité, fournissant tous les acides aminés essentiels nécessaires à la construction et à la réparation des tissus corporels. En plus des protéines, la viande blanche contient des nutriments importants tels que le fer, le zinc, le phosphore et diverses vitamines B.

La viande blanche est polyvalente en cuisine, permettant une variété de préparations allant de la cuisson au four à la grillade, ce qui peut rendre les repas plus intéressants et savoureux.

Les protéines, présentes en abondance dans la viande blanche, favorisent une sensation de satiété. Cela peut contribuer à la gestion du poids en réduisant les fringales entre les repas.

Cependant, il est toujours recommandé de maintenir la variété dans l'alimentation et d'inclure d'autres sources de protéines, telles que les légumes, les légumineuses, les fruits de mer et les produits laitiers. En outre, la manière de cuisiner la viande blanche est également importante. Il est préférable de privilégier des méthodes de cuisson plus saines, comme la cuisson au four, la cuisson à la vapeur ou la grillade, plutôt que la friture.

Le poulet grillé

Le poulet grillé occupe une place prépondérante dans tout régime axé sur la santé et le bien-être, et cela, pour diverses raisons nutritionnelles.

Tout d'abord, le poulet grillé est une excellente source de protéines maigres, nécessaires à la construction et à la réparation des tissus musculaires. Les protéines sont également reconnues pour leur capacité à favoriser la satiété, contribuant ainsi à la gestion du poids.

En plus de son apport en protéines, le poulet grillé est une source de vitamines et de minéraux essentiels. Il contient des vitamines B, notamment la niacine, qui joue un rôle dans la conversion des aliments en énergie, ainsi que des minéraux tels que le phosphore, qui est important pour la santé osseuse.

Le poulet grillé offre également une option plus légère par rapport à des méthodes de cuisson plus grasses, ce qui en fait un choix adapté à ceux qui cherchent à réduire leur apport calorique tout en savourant un repas nutritif. Mais dans ce cas, la peau du poulet doit être retirée pour diminuer davantage la teneur en matières grasses.

Sa polyvalence culinaire permet au poulet grillé de s'intégrer dans une variété de plats sains, des salades aux brochettes, en passant par les sandwichs et les wraps. Cela en fait un choix apprécié pour ceux qui recherchent des options de repas équilibrées et savoureuses.

Le quinoa

Le quinoa se distingue comme un aliment essentiel pour atteindre les objectifs d'un régime axé sur la santé et le bien-être. Son profil nutritionnel en fait un choix stratégique pour ceux qui cherchent à adopter une alimentation équilibrée.

Le quinoa est une source exceptionnelle de protéines complètes, contenant tous les acides aminés essentiels nécessaires à la construction et à la réparation des tissus musculaires. Cela en fait une option idéale pour les personnes suivant un régime végétarien ou végétalien.

En plus de sa richesse en protéines, le quinoa est une excellente source de fibres alimentaires, favorisant la satiété et contribuant à la régulation de l'appétit. Les fibres sont également bénéfiques pour la santé digestive en soutenant le bon fonctionnement du système gastro-intestinal.

Le quinoa est également une source significative de

nutriments tels que le fer, le magnésium, le phosphore et le zinc. Ces minéraux sont essentiels pour diverses fonctions biologiques, notamment la formation des globules rouges, la santé osseuse et la régulation du métabolisme.

Par ailleurs, le quinoa est naturellement sans gluten, ce qui en fait une option adaptée à ceux qui ont des sensibilités ou des intolérances au gluten. Sa polyvalence culinaire permet de l'intégrer facilement dans une variété de plats, qu'il s'agisse de salades, de bols, de soupes ou de substituts de céréales.

Le saumon

Le saumon occupe une place de choix dans une alimentation équilibrée en raison de ses nombreux bienfaits pour la santé. Cet aliment est reconnu pour sa richesse en acides gras oméga-3, notamment l'EPA et le DHA, qui favorisent la santé cardiaque et cérébrale, tout en offrant des propriétés anti-inflammatoires.

En plus d'être une source de protéines de haute qualité essentielles à la construction musculaire et à la régulation de l'appétit, le saumon apporte également des nutriments tels que les vitamines B (B12 et niacine), la vitamine D, l'iode et le sélénium, tous jouant un rôle crucial dans divers processus biologiques.

Par ailleurs, le saumon peut être un choix savoureux et satisfaisant avec une densité calorique, relativement faible, ce qui en fait un allié pour ceux qui cherchent à maintenir un poids équilibré. Grâce à sa capacité à procurer une sensation de satiété rapide, il contribue également à la gestion de l'appétit.

Cependant, comme pour tout régime, la variété et l'équilibre restent essentiels. Intégrer le saumon à une alimentation comprenant une diversité d'aliments nutritifs, tels que des fruits, des légumes et des céréales complètes, garantit une approche holistique de la nutrition. Il est toujours recommandé de consulter un professionnel de la santé ou un nutritionniste pour des conseils adaptés à vos besoins spécifiques.

Le thon

Le thon s'affirme comme un aliment essentiel pour atteindre les objectifs d'un régime axé sur la santé et la nutrition. Son profil nutritionnel en fait un choix stratégique pour ceux qui cherchent à maintenir une alimentation équilibrée.

Le thon est une excellente source de protéines de haute qualité, favorisant la construction musculaire, la régulation de l'appétit et la satiété. Sa teneur en acides gras oméga-3, en particulier l'acide eicosapentaénoïque (EPA) . C'est un acide gras polyinsaturé que l'on trouve naturellement dans certains poissons. Il est un acide gras indispensable de la famille des oméga-312.

L'EPA est utilisé pour limiter la perte de poids, promouvoir le gain de poids et augmenter la durée de survie chez les patients souffrant de cachexie cancéreuse3 (fonte du tissu adipeux et des muscles) et l'acide docosahexaénoïque ou DHA, contribue à la santé cardiaque, à la fonction cérébrale et à la réduction de l'inflammation.

Les acide docosahexaénoïque (acide gras oméga-3) sont des constituants des cellules nerveuses et jouent un rôle important dans la structure des membranes. Ils contribuent à la transmission synaptique et interviennent également dans le développement et le fonctionnement du cerveau et de la rétine. Cet acide gras est synthétisé par les bactéries et algues marines, c'est pourquoi on le trouve uniquement dans les produits de la mer.

En plus de sa richesse en protéines et en acides gras bénéfiques, le thon offre des vitamines et des minéraux importants tels que la vitamine D, la vitamine B12, le sélénium et le fer. Ces nutriments sont cruciaux pour la santé des os, la production d'énergie et la fonction immunitaire.

Le thon est également un aliment peu calorique, ce qui en fait un choix satisfaisant pour ceux qui cherchent à maintenir ou à perdre du poids. Il peut être intégré de différentes manières dans l'alimentation, que ce soit frais, en conserve, grillé, ou ajouté à des salades et des bols.

La tortilla

La tortilla peut être une inclusion judicieuse dans un régime axé sur la santé et l'équilibre nutritionnel, pour plusieurs raisons.

Tout d'abord, la tortilla, lorsqu'elle est préparée à partir de farines de grains entiers, peut être une source de glucides complexes. Ces glucides fournissent une libération d'énergie plus lente, contribuant ainsi à maintenir des niveaux d'énergie stables et à favoriser la satiété.

De plus, si la tortilla est garnie de légumes, de protéines maigres, et d'ingrédients nutritifs, elle peut constituer un repas équilibré. Par exemple, en ajoutant des légumes frais, des protéines telles que le poulet grillé, et des sources de graisses saines comme l'avocat, la tortilla devient une option complète en termes de nutriments.

Opter pour des tortillas de grains entiers peut également augmenter la teneur en fibres du repas, ce qui est bénéfique pour la santé digestive et contribue à la sensation de satiété. Les fibres alimentaires sont également associées à la régulation du cholestérol et à la gestion du poids.

Il est toutefois important de modérer la taille des portions et de faire des choix judicieux en ce qui concerne les garnitures pour maintenir l'équilibre nutritionnel. Éviter les garnitures riches en matières grasses et en calories vides est recommandé pour ceux qui suivent un régime.

En somme, la tortilla peut être un élément satisfaisant et polyvalent dans un régime, mais son impact sur la réussite du régime dépend largement des choix d'ingrédients et des proportions utilisés.

La noix

Les noix peuvent aisément trouver leur place dans un régime, même lors d'une période de perte de poids, en raison de leurs nombreux avantages nutritionnels. Cependant, il est crucial de les intégrer avec modération en raison de leur teneur calorique.

Les noix sont une source riche en nutriments essentiels, notamment les acides gras oméga-3, les protéines, les fibres, les vitamines (notamment la vitamine E) et les minéraux tels que le magnésium.

Grâce à leur teneur élevée en graisses saines et en fibres, les noix peuvent favoriser une sensation de satiété, contribuant ainsi au contrôle de l'appétit.

Des études suggèrent que malgré leur teneur énergétique élevée, les noix pourraient ne pas contribuer autant à un gain de poids que prévu, probablement en raison de la satiété qu'elles procurent.

Les noix renferment des composés bénéfiques pour la santé mentale, notamment du magnésium qui peut jouer un rôle dans la gestion du stress. Il est important de noter que le stress peut contribuer à la prise de poids.

Certaines variétés, comme les noix de cajou et les noix du Brésil, présentent une teneur en matières grasses légèrement plus élevée que d'autres, telles que les amandes ou les noix. Il peut être avisé de diversifier les types de noix pour profiter d'une gamme étendue de nutriments.

En raison de leur densité calorique, il est impératif de contrôler les portions. Une petite poignée, soit environ 30 grammes, par jour est généralement une quantité recommandée.

Les noix peuvent être incorporées de diverses manières dans le régime, que ce soit dans les salades, les yaourts ou en tant que collation, offrant ainsi une texture croquante et une saveur satisfaisante.

La banane

La banane ce fruit délicieusement sucré, facile à emporter, et bénéfique pour la santé, en particulier lorsqu'elle est associée à l'orange lors de la randonnée.

Elle est une source naturelle de nutriments essentiels tels que la vitamine C, la vitamine B6, le potassium, et les fibres. Ces éléments contribuent au bon fonctionnement du système immunitaire, à la santé cardiaque et à la régulation de la digestion.

Grâce à sa teneur en glucides, la banane est une excellente source d'énergie rapide. C'est une collation idéale pour reconstituer les niveaux d'énergie avant ou après l'exercice.

Le potassium présent dans les bananes joue un rôle crucial dans la régulation de la pression artérielle. Une consommation régulière peut contribuer à maintenir une pression sanguine saine.

Les fibres alimentaires présentes dans les bananes favorisent une digestion saine en régulant le transit intestinal. Elles peuvent également aider à prévenir les troubles gastro-intestinaux tels que la constipation.

La banane contient du tryptophane, un acide aminé qui se convertit en sérotonine, connue pour ses effets positifs sur l'humeur. La consommation de bananes peut ainsi contribuer à réduire le stress et à améliorer le bien-être émotionnel.

Les antioxydants et les nutriments présents dans les bananes ont des effets positifs sur la santé cardiovasculaire. Ils peuvent contribuer à réduire le risque de maladies cardiaques.

Les bananes contiennent des antioxydants tels que la dopamine et la catéchine, qui aident à neutraliser les radicaux libres dans le corps, contribuant ainsi à la prévention du vieillissement prématuré et à la protection contre certaines maladies.

En incorporant les bananes dans une alimentation équilibrée, on peut profiter de ces bienfaits pour la santé tout en savourant la douceur naturelle de ce fruit polyvalent.

Le yaourt grec

Le yaourt grec est souvent privilégié dans le cadre d'un régime en raison de ses caractéristiques nutritionnelles distinctes. Cela s'explique par plusieurs raisons, notamment sa teneur élevée en protéines, qui contribue à la construction musculaire et à la sensation de satiété. Comparé aux yaourts classiques, le yaourt grec nature contient généralement moins de sucres ajoutés, ce qui peut être bénéfique pour ceux qui cherchent à réduire leur consommation de sucre.

La texture crémeuse et épaisse du yaourt grec, obtenue grâce à son processus de fabrication spécifique, le rend également plus satisfaisant pour de nombreux consommateurs. De plus, il offre toujours une source de calcium essentielle pour la santé osseuse, ainsi que des probiotiques favorables à la santé intestinale. En outre, le yaourt grec présente l'avantage d'être souvent plus faible en lactose en raison de l'élimination du petit-lait pendant le processus de fabrication, le rendant ainsi plus digestible pour les personnes sensibles au lactose.

Cependant, il est important de choisir du yaourt grec nature non sucré pour maximiser ces avantages, car certains produits aromatisés peuvent contenir des quantités élevées de sucre ajouté, ce qui pourrait contrebalancer les bienfaits nutritionnels.

La viande rouge

La viande rouge peut être consommée dans le cadre d'un régime, mais il est important de le faire avec modération et de choisir des coupes maigres. Il est préférable d'opter pour des coupes maigres de viande rouge, telles que le filet, le faux-filet ou le rumsteak. Évitez les coupes plus grasses qui peuvent être plus riches en calories et en matières grasses saturées.

Le contrôle de la taille des portions est très important. Il est recommandé que la portion de viande soit d'environ 85 à 120 grammes. Car limiter la taille des portions peut aider à maintenir un apport calorique modéré.

Il faut privilégier une cuisson saine, comme la cuisson au four, le grillage, la cuisson à la vapeur ou la cuisson lente. Évitez les méthodes de cuisson qui ajoutent des calories supplémentaires, comme la friture.

Mais la consommation de viande rouge est sujette à des opinions divergentes en matière de santé et de nutrition. Elle est reconnue comme une source importante de protéines, de fer, de zinc et de vitamines B essentiels. Cependant, les recommandations de santé, telles que celles émises par le World Cancer Research Fund (WCRF), suggèrent une consommation modérée de viande rouge et préconisent des alternatives maigres pour réduire les risques de maladies cardiovasculaires et de certains cancers.

La fréquence idéale de la consommation de viande rouge peut varier selon les recommandations, mais certaines sources suggèrent de la limiter à quelques fois par semaine. Il est essentiel de diversifier l'alimentation en incluant d'autres sources de protéines, telles que le poisson, la volaille, les œufs, les légumineuses, les noix et les graines.

Personnellement, je consomme très peu de viande. Cependant, savourer une bonne pièce de viande de temps en temps est un plaisir que je m'accorde en faisant preuve de modération.

Lorsque je reçois des invités, mes plats deviennent festifs. N'oubliez jamais que c'est vous qui suivez le régime, et non pas vos invités.

Les matières grasses

Les matières grasses jouent un rôle crucial dans notre alimentation, et certaines d'entre elles sont reconnues comme bénéfiques pour la santé, lorsqu'elles sont consommées avec modération. Intégrer des graisses saines dans son régime alimentaire peut contribuer à divers avantages pour la santé, tels que le soutien de la fonction cérébrale, l'absorption des nutriments et la promotion de la santé cardiaque.

Parmi les options de matières grasses saines, l'avocat se distingue en tant que source riche en acides gras monoinsaturés, offrant une variété d'avantages pour la santé. De même, l'huile d'olive extra-vierge, grâce à ses acides gras mono-insaturés et à ses composés bénéfiques, est une composante précieuse d'une alimentation équilibrée.

Les noix et les graines, notamment les amandes, les noix, les graines de chia et de lin, fournissent des acides gras essentiels, des fibres et des protéines. Les poissons gras tels que le saumon, la truite, le maquereau et le hareng sont également à privilégier en raison de leur richesse en acides gras oméga-3, qui sont associés à des bienfaits pour le cœur et le cerveau.

L'huile de coco, bien que riche en graisses saturées, contient des acides gras à chaîne moyenne, qui sont métabolisés différemment dans le corps. D'autres options saines incluent les graines de chia, riches en acides gras oméga-3, fibres et protéines, ainsi que les œufs, particulièrement ceux enrichis en oméga-3.

Les graines de lin, le yaourt grec nature, les graines de tournesol et d'autres sources de graisses saines peuvent être intégrées de manière équilibrée dans une alimentation saine. Il est toujours recommandé de consulter un professionnel de la santé ou un nutritionniste pour des conseils personnalisés adaptés à vos besoins nutritionnels spécifiques.

Riz brun ou riz blanc ?

Le riz brun est souvent recommandé par rapport au riz blanc dans le cadre d'un régime en raison de ses avantages nutritionnels plus étendus.

Le riz brun contient une quantité significativement plus élevée de fibres par rapport au riz blanc. Les fibres contribuent à la satiété, ce qui peut aider à contrôler l'appétit et à maintenir un poids santé.

D'autre part, le riz brun conserve le son et le germe, qui sont retirés lors du traitement du riz blanc. Ces parties du grain contiennent des nutriments tels que des vitamines, des minéraux et des antioxydants qui sont perdus dans le processus de raffinage.

Tout comme l'indice Glycémique qui est plus bas que le riz blanc. Cela signifie qu'il a un impact plus lent sur la glycémie, aidant à réguler les niveaux de sucre dans le sang et à fournir une énergie plus durable.

Mais aussi, en raison de sa teneur élevée en fibres et de son indice glycémique plus bas, le riz brun peut être un choix bénéfique pour ceux qui cherchent à contrôler leur poids.

Sur la santé cardiovasculaire, certains éléments nutritifs présents dans le riz brun, tels que les fibres, les minéraux et les antioxydants, peuvent contribuer à réduire les niveaux de cholestérol.

Toutefois, en raison de sa teneur élevée en fibres, le riz brun peut donner une sensation de combler plus durablement, ce qui peut contribuer à éviter la surconsommation.

Il est important de noter que le choix entre le riz brun et le riz blanc dépend surtout des préférences personnelles, des besoins nutritionnels individuels et du contexte global de l'alimentation.

Les fromages, sont-ils indésirables lors d'un régime ?

La perception des fromages dans le cadre d'un régime dépend de plusieurs facteurs, notamment le type de fromage, la quantité consommée, et les objectifs spécifiques du régime.

Les fromages peuvent avoir une teneur en calories variable en fonction du type. Certains fromages, en particulier les versions allégées, peuvent être inclus de manière modérée dans un régime.

La teneur en matières grasses varie également d'un fromage à l'autre. Les versions allégées ou à faible teneur en matières grasses sont généralement préférables si vous surveillez votre apport en matières grasses.

Les fromages sont une source de protéines, de calcium et d'autres nutriments importants. Ils peuvent contribuer à une alimentation équilibrée lorsqu'ils sont consommés avec discernement.

La clé est le contrôle des portions. Manger des portions modérées de fromage plutôt que des quantités excessives est essentiel pour éviter une consommation excessive de calories et de matières grasses.

Certains fromages, en particulier ceux à teneur réduite en sel, peuvent être des choix plus sains. Évitez les fromages très salés, fumés ou riches en matières grasses saturées.

Les fromages peuvent être intégrés de manière judicieuse dans un régime équilibré, en tant que source de saveur et de nutriments. Il est important de les considérer comme faisant partie d'un ensemble plus large d'aliments sains.

En résumé, les fromages ne sont pas nécessairement indésirables dans un régime, mais leur consommation doit être modérée et adaptée aux objectifs nutritionnels individuels. Les versions allégées peuvent être privilégiées.

Faut-il privilégier le fromage blanc ou le fromage sec ?

L'inclusion du fromage blanc, qu'il soit sec ou non, dans un régime dépend de divers facteurs, y compris la quantité consommée, le type de fromage blanc ou sec, et comment il s'intègre dans l'ensemble de son plan alimentaire.

Le fromage blanc

Le fromage blanc peut avoir une teneur calorique significative, ce qui le rend important à surveiller si vous êtes attentif à votre apport calorique. Cependant, il est également une source appréciable de protéines, bénéfique pour la sensation de satiété et la préservation musculaire.

La teneur en matières grasses varie selon les versions du fromage blanc, avec des options allégées disponibles pour ceux qui cherchent à contrôler leur apport en matières grasses. Il est recommandé de choisir des variétés de fromages blancs sans édulcorants ou additifs indésirables.

Le fromage blanc offre des nutriments essentiels tels que le calcium, les protéines, et parfois des probiotiques, qui peuvent contribuer à la santé générale.

Il est essentiel de considérer le fromage blanc comme un élément d'ensemble dans votre régime plutôt que comme un "frein". Une consommation modérée et équilibrée, adaptée à vos besoins nutritionnels individuels, est la clé pour en profiter tout en respectant vos objectifs alimentaires.

Le fromage sec

En ce qui concerne le fromage sec, plusieurs considérations doivent être prises en compte, notamment leur concentration calorique souvent élevée, nécessitant une vigilance accrue quant à la quantité consommée, en particulier pour ceux qui surveillent leur apport calorique.

De par leur processus de fabrication, les fromages secs peuvent également présenter une teneur élevée en matières grasses, incitant à privilégier les versions allégées.

Cependant, ces fromages peuvent représenter une source intéressante de protéines et de nutriments essentiels comme le calcium. Pour garantir une variété nutritionnelle, il est essentiel de diversifier son alimentation.

Le contrôle des portions joue un rôle clé, la saveur prononcée des fromages secs encourageant une consommation modérée et facilitant ainsi le contrôle des portions.
En matière de choix, certaines variétés de fromages secs peuvent être plus riches en sel que d'autres. Il faut favoriser des options moins salées qui contribue à une alimentation plus saine.

Dans l'ensemble, l'intégration judicieuse des fromages secs dans un régime peut apporter saveur et texture. Il est toutefois primordial de les considérer comme un élément parmi d'autres au sein d'un plan alimentaire équilibré.

Le choix du pain pour

maintenir son poids

Le choix du type de pain pour maintenir son poids dépend de plusieurs facteurs, notamment vos préférences alimentaires, vos besoins nutritionnels individuels et votre régime alimentaire global.

Vos choix peuvent se porter sur le pain complet, également appelé pain intégral, mais aussi le pain aux céréales qui sont généralement des options plus saines que le pain blanc. Ils sont riches en fibres, ce qui peut vous aider à vous sentir rassasié plus longtemps, ce qui peut contribuer à la gestion du poids.

Le pain blanc est souvent moins riche en nutriments et en fibres que le pain complet. Il peut provoquer des pics de glycémie plus élevés, ce qui peut entraîner des fringales plus rapidement. Il est préférable de limiter la consommation de pain blanc si vous essayez de maintenir votre poids.

Mais quel que soit le type de pain que vous choisissez, il est essentiel de contrôler les portions. Une portion typique de pain est d'une ou deux tranches, mais cela peut varier en fonction de la taille de la tranche et de vos besoins caloriques individuels.

D'autre part, le pain ne doit pas être l'élément principal de votre alimentation. Pour maintenir un poids sain, il est important de consommer une variété d'aliments nutritifs, y compris des légumes, des fruits, des protéines maigres, des grains entiers et des produits laitiers faibles en gras.

Ce que vous ajoutez à votre pain, comme le beurre, les tartinades riches en calories ou la charcuterie, peut avoir un impact sur votre apport calorique total. Soyez conscient des garnitures que vous choisissez et essayez d'opter pour des options plus saines.

Je vous présente donc cette variété de pain ci-dessus, mettant en avant ses bénéfices nutritifs.

Les pains de mes recettes

Pain complet

Le pain complet, souvent considéré comme un choix sain et nutritif, se distingue par ses nombreux bienfaits pour la santé. Fabriqué à partir de farine de blé entier, le pain complet conserve l'intégralité des composants du grain, y compris le son, le germe et l'endosperme, offrant ainsi une source riche en nutriments.

L'un des avantages majeurs du pain complet réside dans sa teneur élevée en fibres. Les fibres alimentaires présentes dans le pain complet favorisent une digestion saine en régulant le transit intestinal. Cette propriété peut contribuer à prévenir la constipation et à maintenir un système digestif optimal.

En plus de ses qualités digestives, le pain complet offre une libération d'énergie plus soutenue en raison de son indice glycémique plus bas par rapport aux pains raffinés. Cela signifie que la libération de glucose dans le sang est plus progressive, évitant les pics de glycémie et favorisant une sensation de satiété prolongée.

Le pain complet est également une source significative de divers nutriments essentiels. Il contient des vitamines du groupe B, notamment le thiamine, la niacine, et la riboflavine, qui sont cruciales pour le métabolisme énergétique. De plus, il renferme des minéraux tels que le fer, le magnésium et le zinc, qui contribuent au maintien d'une santé optimale.

Outre ses bienfaits nutritionnels, le pain complet a démontré des effets positifs sur la santé cardiovasculaire. Les fibres et les composés antioxydants présents dans le pain complet peuvent contribuer à abaisser le taux de cholestérol sanguin et à réduire les risques de maladies cardiovasculaires.

Pain aux céréales

Composé d'un mélange de farines variées, le pain aux céréales offre une palette nutritive diversifiée. Les céréales complètes fournissent des fibres alimentaires essentielles, favorisant ainsi un système digestif sain et contribuant à la régulation du transit intestinal. Cette caractéristique en fait une option particulièrement intéressante pour ceux qui cherchent à accroître leur apport en fibres.

La richesse nutritionnelle du pain aux céréales s'étend également aux vitamines du groupe B, aux minéraux tels que le magnésium, le fer et le zinc, ainsi qu'aux acides gras essentiels. Ces éléments sont cruciaux pour divers processus physiologiques, allant de la production d'énergie à la formation des tissus.

En raison de la diversité des céréales utilisées, le pain aux céréales offre une combinaison équilibrée de glucides complexes, de protéines et de lipides. Cela en fait une source d'énergie soutenue, idéale pour maintenir la satiété sur une plus longue période.

L'ajout de graines et de céréales entières au pain, non seulement, enrichit sa texture, mais augmente également son contenu en antioxydants. Ces composés bénéfiques aident à neutraliser les radicaux libres dans le corps, contribuant ainsi à la prévention du stress oxydatif.

Pain d'épeautre

Le pain d'épeautre, confectionné à partir de la farine d'une ancienne variété de blé, offre une palette de bienfaits nutritionnels qui en font un choix apprécié pour ceux soucieux de leur santé.

En termes de composition nutritionnelle, le pain d'épeautre constitue une source riche en nutriments essentiels. Parmi eux, on compte des protéines, des fibres, des vitamines B, ainsi qu'une gamme de minéraux tels que le fer, le magnésium, le phosphore, et le zinc. Ces éléments contribuent à soutenir divers aspects de la santé, de la formation des tissus à la régulation de la glycémie.

Sa teneur, élevée en fibres alimentaires, confère au pain d'épeautre un avantage pour la santé digestive en favorisant le bon fonctionnement du système intestinal. De plus, son indice glycémique généralement plus bas par rapport au pain de blé traditionnel en fait une option préférée pour ceux cherchant à maintenir un niveau de sucre sanguin stable.

La richesse en protéines de qualité de l'épeautre soutient la construction et la réparation des tissus du corps. Par ailleurs, son apport en minéraux, tels que le magnésium pour la santé osseuse et musculaire, ainsi que le fer pour la formation des globules rouges, en fait un choix nutritif complet.

Pour certains, l'épeautre peut être mieux toléré que le blé moderne, bien que cela ne le rende pas exempt de gluten. Ainsi, les personnes atteintes de la maladie cœliaque devraient éviter le pain d'épeautre. Cependant, pour ceux qui ne présentent pas de sensibilité au gluten, le pain d'épeautre offre une alternative au goût prononcé et à la texture dense, ajoutant une variété bienvenue aux options de pain.

Pain aux seigles

Le pain aux seigles se démarque par ses qualités nutritionnelles distinctes, offrant une alternative savoureuse et bénéfique.

Confectionné à partir de farine de seigle, ce pain se caractérise par sa teneur en fibres insolubles, qui favorisent un transit intestinal régulier et contribuent à la santé digestive. Cette qualité en fait un choix intéressant pour ceux qui cherchent à accroître leur apport en fibres alimentaires, essentielles à la stabilité du système digestif.

Le seigle est également reconnu pour son indice glycémique plus bas par rapport au blé, ce qui signifie qu'il a un impact moindre sur la glycémie. Cela en fait une option privilégiée pour les personnes atteintes de diabète ou celles qui cherchent à réguler leur taux de sucre sanguin.

En plus d'offrir une source de glucides complexes, le pain aux seigles est une bonne source de minéraux tels que le fer, le potassium, le phosphore et le magnésium. Ces éléments sont cruciaux pour diverses fonctions corporelles, allant de la formation des cellules sanguines à la santé osseuse.

Grâce à sa composition nutritionnelle, le pain aux seigles offre une sensation de satiété prolongée, ce qui peut être bénéfique pour le contrôle du poids. Son goût robuste et sa texture dense en font un choix apprécié dans de nombreuses cultures culinaires.

Il est important de noter que le pain aux seigles contient également du gluten, bien que généralement en quantités moindres que le pain de blé. Par conséquent, les personnes souffrant d'intolérance sévère au gluten ou de la maladie cœliaque devraient exercer une prudence particulière.

Pain complet aux graines de chia

Le pain complet aux graines de chia est confectionné à partir de farine de blé entier et enrichi de petites graines de chia, ce pain présente une option saine pour les amateurs de pain soucieux de leur santé.

Les graines de chia, riches en fibres solubles, apportent une dimension nutritionnelle supplémentaire à ce pain complet. Ces petites graines bénéfiques favorisent la digestion et contribuent à une sensation de satiété prolongée, ce qui peut être particulièrement avantageux pour ceux qui cherchent à maintenir un poids équilibré.

En plus d'ajouter une texture légèrement croquante au pain, les graines de chia sont une source naturelle d'acides gras oméga-3, des acides gras essentiels bénéfiques pour la santé cardiaque et cérébrale. Leur incorporation dans le pain complet en fait une option nourrissante pour ceux qui cherchent à augmenter leur apport en oméga-3.

Le pain complet aux graines de chia est également une excellente source de fibres, de vitamines du groupe B et de minéraux tels que le fer et le magnésium. Ces éléments nutritifs essentiels sont cruciaux pour le métabolisme énergétique, la santé du système nerveux et la formation des globules rouges.

En dégustant ce pain, on peut apprécier une explosion de saveurs associées à la richesse des graines de chia. La mie moelleuse du pain complet contraste agréablement avec la légère croûte extérieure, créant une expérience gustative équilibrée.

Parfait pour accompagner des repas sains, pour préparer des sandwiches nutritifs ou simplement pour être dégusté avec un filet d'huile d'olive, le pain complet aux graines de chia offre une option polyvalente et délicieuse. Intégrer ce pain dans votre alimentation quotidienne peut être une manière savoureuse d'apprécier les bienfaits des graines de chia tout en appréciant le plaisir simple d'une tranche de pain complet.

Pain complet aux noix

Le pain complet aux noix est fabriqué à partir de farine de blé entier et agrémenté de noix soigneusement incorporées. Ce pain offre une expérience gustative qui allie le moelleux de la mie au croquant des noix.

Les noix, riches en acides gras insaturés, en protéines et en fibres, ajoutent une valeur nutritionnelle exceptionnelle au pain complet. Ces acides gras bénéfiques pour la santé cardiaque contribuent à abaisser le taux de cholestérol, tandis que les protéines et les fibres favorisent la satiété et le bon fonctionnement du système digestif.

Au-delà de son profil nutritionnel, le pain complet aux noix propose une symphonie de textures et de saveurs. Les noix, avec leur goût délicatement sucré, contrastent magnifiquement avec la robustesse du pain complet, créant une expérience sensorielle équilibrée.

En plus d'apporter une richesse en saveurs, ce pain est également une source de nutriments essentiels. La farine de blé entier conserve l'intégralité des composants du grain, offrant ainsi des vitamines du groupe B, des minéraux tels que le magnésium et le fer, et des fibres qui contribuent à la régularité digestive.

Pain de sarrasin

Le pain de sarrasin tire son caractère distinctif de la farine de sarrasin, une pseudo-céréale aux multiples bienfaits. Réputé pour sa saveur robuste et son profil nutritionnel riche, le pain de sarrasin offre une alternative intéressante aux pains traditionnels.

La farine de sarrasin, dérivée des graines de sarrasin, est naturellement sans gluten, en faisant une option appropriée pour ceux qui suivent un régime sans gluten. Outre son adaptabilité aux besoins alimentaires spécifiques, le sarrasin apporte une richesse de nutriments essentiels, notamment des protéines complètes, des fibres, des vitamines B et des minéraux tels que le magnésium et le zinc.

Le pain de sarrasin, souvent apprécié pour sa texture dense et son goût terreux, se distingue également par sa teneur en fibres. Les fibres alimentaires favorisent une digestion saine, régulent le taux de sucre dans le sang et contribuent à la sensation de satiété, des éléments cruciaux pour le maintien d'un mode de vie équilibré.

En plus de ses avantages nutritionnels, le pain de

sarrasin offre une toile de fond polyvalente pour diverses créations culinaires. Que ce soit en accompagnement d'un plateau de fromages, comme base pour des sandwichs savoureux ou simplement toasté au petit-déjeuner, ce pain se prête à de nombreuses interprétations culinaires.

La cuisson à la vapeur

La cuisson à la vapeur est l'une des méthodes de cuisson qui préserve le mieux les nutriments essentiels des aliments, car elle expose les aliments à une chaleur douce et indirecte.

Aucune graisse n'est nécessaire pour cuire à la vapeur, ce qui en fait une option idéale pour ceux qui souhaitent réduire leur apport en matières grasses.

La cuisson à la vapeur permet de conserver la saveur naturelle des aliments, sans ajout de sel ou d'assaisonnements excessifs.

Vous pouvez cuire à la vapeur une grande variété d'aliments, notamment des légumes, des poissons, des fruits de mer, des viandes maigres, des œufs et même des desserts.

Bien que la cuisson à la vapeur soit saine, il est important de maintenir un équilibre dans son alimentation en incluant une variété de méthodes de cuisson et d'aliments. Ne pas se limiter uniquement à la cuisson à la vapeur.

La cuisson à la vapeur peut rendre les aliments plus

tendres, ce qui peut être souhaitable dans certains cas, mais moins dans d'autres. Si vous préférez une texture différente pour un plat particulier, envisagez d'autres méthodes de cuisson.

Bien que la cuisson à la vapeur puisse être utilisée fréquemment, il est également bénéfique de varier les plats en utilisant d'autres méthodes de cuisson, comme la cuisson au four, la poêle, la grillade, etc.

En résumé, la cuisson à la vapeur est une méthode saine et polyvalente qui peut être utilisée régulièrement dans votre cuisine. Elle offre de nombreux avantages pour la santé, mais il est important de maintenir un équilibre dans votre alimentation en incluant une variété de méthodes de cuisson et d'aliments pour obtenir une gamme complète de nutriments et de saveurs.

Les différents aliments cuits
à la vapeur et mes recettes

La cuisson à la vapeur est une méthode polyvalente qui convient à de nombreux types d'aliments. Voici une liste de certains aliments que vous pouvez cuire à la vapeur, accompagnée des recettes que j'ai concoctés.

Légumes :

La cuisson à la vapeur est idéale pour les légumes. Vous pouvez cuire à la vapeur des brocolis, des carottes, des haricots verts, des asperges, des choux de Bruxelles, des courgettes, des épinards, et bien d'autres. Les légumes restent généralement croquants et conservent leur couleur et leur saveur naturelles.

Je vous propose ma recette :

Légumes à la vapeur avec une sauce légère au citron et aux herbes

Pour 4 personnes et d'un temps de préparation et de cuisson total d'environ 20 minutes.

Ingrédients :

400 g de haricots verts, extrémités coupées
2 carottes, pelées et coupées en bâtonnets
1 petit chou-fleur, coupé en petits bouquets
2 cuillères à soupe d'huile d'olive extra-vierge
Jus de 1 à 2 citrons (selon votre goût)
Zeste râpé d'un citron
2 gousses d'ail, hachées finement
1 cuillère à café de thym séché
Sel et poivre, selon votre goût
Herbes fraîches (persil, ciboulette) pour la garniture

Préparation des légumes :

Lavez les haricots verts, épluchez et coupez les carottes, et divisez le chou-fleur en petits bouquets.

Cuisson à la vapeur :

Placez les haricots verts, les carottes et le chou-fleur dans un panier vapeur.
Faites cuire à la vapeur pendant environ 8 - 10 minutes, jusqu'à ce que les légumes soient légèrement tendres, mais encore croquants.

Préparation de la sauce :

Dans un petit bol, mélangez l'huile d'olive, le jus de citron, le zeste de citron, l'ail haché, le thym, le sel et le poivre.

Assemblage :

Disposez les légumes cuits à la vapeur dans un plat de service.
Versez la sauce au citron sur les légumes et mélangez délicatement pour les enrober.

Service :

Garnissez avec des herbes fraîches.
hachées (persil, ciboulette).
Servez immédiatement.

Cette recette est rapide, simple et met en valeur la fraîcheur des légumes à la vapeur.

Poisson

Le poisson est un excellent choix pour la cuisson à la vapeur. Les filets de poisson, tels que le saumon, la truite, le tilapia et la sole, cuisent bien à la vapeur et restent tendres et juteux.

Je vous propose ma recette de :

Pavés de saumon à la vapeur avec citron et herbes

Pour 4 personnes et un temps total de préparation et de cuisson d'environ 15 - 20 minutes.

Ingrédients :

4 pavés de saumon, environ 150 g chacun

Jus de 2 citrons

Zeste râpé d'un citron

2 cuillères à soupe d'huile d'olive extra-vierge

2 gousses d'ail, hachées finement

1 cuillère à soupe de persil frais, haché

Sel et poivre, selon votre goût

Tranches de citron pour la garniture

Préparation des pavés de saumon :

Disposez les pavés de saumon sur une assiette et assaisonnez-les avec du sel et du poivre.

Préparation de la sauce :

Dans un bol, mélangez le jus de citron, le zeste de citron, l'huile d'olive, l'ail haché et le persil. Réservez une partie de cette sauce pour la garniture ultérieure.

Cuisson à la vapeur :

Placez les pavés de saumon dans un panier vapeur Faites cuire à la vapeur pendant environ 8 - 10 minutes, jusqu'à ce que le saumon soit bien cuit et se défasse facilement à la fourchette.

Service :

Disposez les pavés de saumon dans des assiettes Versez la sauce réservée sur le saumon cuit à la vapeur.

Garnissez de tranches de citron.

Cette recette est rapide, saine et pleine de saveurs fraîches. Elle est parfaite pour un régime équilibré. N'hésitez pas à ajuster les quantités en fonction de vos besoins et à accompagner le saumon de légumes à la vapeur ou de quinoa pour une option encore plus saine.

Fruits de mer

Les crevettes, les moules, les palourdes et autres fruits de mer peuvent être cuits à la vapeur. Cette méthode les maintient humides et révèle leur saveur naturelle.

Je vous propose ma recette de :

Fruits de mer à la vapeur avec herbes et citron

Pour 4 personnes et d'un temps total de préparation et de cuisson d'environ 15 minutes.

Ingrédients :

500 g de mélange de fruits de mer (crevettes, moules, calmars, etc.), décongelés si congelés
Jus de 2 citrons
Zeste râpé d'un citron
2 cuillères à soupe d'huile d'olive extra-vierge
2 gousses d'ail, hachées finement
1 cuillère à soupe de persil frais, haché

Sel et poivre, selon votre goût
Tranches de citron pour la garniture

Préparation des fruits de mer :

Retirez les coquilles et nettoyez-les.

Préparation de la sauce :

Dans un bol, mélangez le jus de citron, le zeste de citron, l'huile d'olive, l'ail haché et le persil.

Cuisson à la vapeur :

Disposez les fruits de mer dans un panier vapeur
Versez la moitié de la sauce préparée sur les fruits de mer.
Faites cuire à la vapeur pendant environ 5 - 7 minutes, jusqu'à ce que les fruits de mer soient bien cuits.

Service :

Transférez les fruits de mer dans un plat de service.
Versez le reste de la sauce réservée sur les fruits de mer.
Garnissez de tranches de citron.

Vous pouvez accompagner ce plat de légumes à la vapeur ou d'une portion modérée de riz complet pour une option plus complète mais toujours légère.

Viandes maigres

Des morceaux de viande maigre, comme le poulet, la dinde ou le porc, peuvent être cuits à la vapeur. Assurez-vous que les morceaux de viande sont suffisamment fins pour cuire rapidement et uniformément.

Je vous propose ma recette de :

Filets de Dinde à la Vapeur avec Herbes

Pour 4 personnes et un temps total de préparation et de cuisson d'environ 20 minutes

Ingrédients :

500 g de filets de dinde, coupés en morceaux
Jus de 1 à 2 citrons
Zeste râpé d'un citron
2 cuillères à soupe d'huile d'olive extra-vierge
2 gousses d'ail, hachées finement
1 cuillère à soupe de thym frais, haché
Sel et poivre, selon votre goût
Tranches de citron pour la garniture

Préparation des filets de dinde :

Assaisonnez les morceaux de dinde avec du sel, du poivre, le jus de citron et le zeste de citron.

Préparation de la sauce :

Dans un bol, mélangez l'huile d'olive, l'ail haché et le thym.

Cuisson à la vapeur :

Placez les morceaux de dinde dans un panier vapeur.
Versez la moitié de la sauce préparée sur la dinde.
Faites cuire à la vapeur pendant environ 10-12 minutes, jusqu'à ce que la dinde soit bien cuite.

Service :

Transférez la dinde dans un plat de service.
Versez le reste de la sauce réservée sur la dinde.
Garnissez de tranches de citron.

Vous pouvez accompagner ce plat de légumes à la vapeur ou d'une salade pour une option plus complète mais toujours légère.

Œufs

Les œufs peuvent être cuits à la vapeur pour obtenir des œufs durs ou mollets. C'est une méthode douce pour préparer des œufs. Mais vous pouvez tout à fait cuisiner aussi une omelette à la vapeur.

Je vous propose ma recette d'omelette à la vapeur adaptée pour un régime faible en glucides et riche en légumes :

Omette aux légumes

Pour 4 personnes et d'un temps total de préparation et de cuisson d'environ 30 minutes :

Ingrédients :

4 œufs

1/4 tasse de lait d'amande (ou tout autre lait non sucré de votre choix)

Sel et poivre, selon votre goût

Garnitures au choix : épinards hachés, poivrons, champignons, tomates cerises, fromage feta (pour un régime cétogène), etc.

Préparations :

Battez les œufs dans un bol, ajoutez le lait d'amande, le sel et le poivre. Mélangez bien jusqu'à ce que le mélange soit homogène.

Ajoutez les légumes de votre choix (épinards, poivrons, champignons, tomates cerises, etc.) au mélange d'œufs.

Graissez légèrement un moule à vapeur avec de l'huile d'olive.

Versez le mélange d'œufs et de légumes dans le moule à vapeur.

Procédez à la cuisson à la vapeur comme indiqué dans la première recette.

Vérifiez la cuisson et démoulez délicatement.

Servez avec une salade de feuilles vertes ou tout

autre accompagnement adapté à votre régime.

Cette version d'omelette à la vapeur est plus axée sur les légumes et utilise du lait d'amande pour réduire les glucides tout en offrant une texture moelleuse à l'omelette.

Dumplings et raviolis

Les dumplings et les raviolis peuvent être cuits à la vapeur pour une texture moelleuse et légère.

Je vous propose ma recette de raviolis à la vapeur aux légumes avec une sauce légère au citron

Raviolis aux légumes :

Pour 4 personnes et d'un temps total de préparation et de cuisson d'environ 60 - 75 minutes.

Ingrédients pour la pâte à raviolis :

2 tasses de farine d'amande (ou de farine d'avoine pour une version moins riche en matières grasses) 3 œufs,1 pincée de sel

Ingrédients pour la farce :

1 tasse d'épinards frais, hachés
1 courgette, râpée
1 carotte, râpée
1/2 tasse de ricotta allégée
Sel et poivre, selon votre goût

Ingrédients pour la sauce :

Jus de 2 citrons
Zeste d'un citron
2 cuillères à soupe d'huile d'olive extra-vierge
1 gousse d'ail, hachée finement
Sel et poivre, selon votre goût

Préparations de la pâte à raviolis :

Mélangez la farine d'amande, les œufs et le sel dans un bol.
Pétrissez la pâte jusqu'à ce qu'elle soit lisse et homogène.
Laissez reposer la pâte pendant environ 30 minutes.

Préparation de la farce :

Dans une poêle, faites revenir les épinards, la courgette et la carotte râpées jusqu'à ce qu'ils soient tendres.
Retirez du feu et laissez refroidir.
Mélangez les légumes refroidis avec la ricotta.
Assaisonnez avec du sel et du poivre selon votre goût.

Assemblage des raviolis :

Divisez la pâte à raviolis en deux parties.
Étalez chaque moitié en une fine couche sur une surface légèrement farinée.

Placez des cuillerées de farce sur une moitié de la pâte, en laissant un espace entre chaque portion. Recouvrez avec l'autre moitié de la pâte et scellez bien autour de chaque portion de farce.
Découpez les raviolis à l'aide d'un emporte-pièce ou d'un couteau.

Cuisson à la vapeur :

Placez les raviolis sur un panier vapeur et cuisez-les à la vapeur pendant environ 15 - 20 minutes, jusqu'à ce qu'ils soient bien cuits.

Préparation de la sauce :

Dans une petite casserole, chauffez l'huile d'olive et faites revenir l'ail jusqu'à ce qu'il soit doré.
Ajoutez le jus de citron, le zeste de citron, le sel et le poivre. Mélangez bien.

Service :

Disposez les raviolis dans des assiettes et versez la sauce au citron au-dessus.
Garnissez éventuellement de zeste de citron supplémentaire et d'herbes fraîches.

L'avantage de cette recette est qu'elle offre une option de raviolis plus légère en utilisant de la farine d'amande et une farce principalement composée de légumes.

Tofu

Le tofu peut être coupé en morceaux et cuit à la vapeur pour le rendre plus ferme et absorber les saveurs des sauces ou des marinades.

Je vous propose ma recette :

Tofu à la vapeur avec légumes croquants

Pour 4 personnes et d'un temps total de préparation et de cuisson d'environ 20 minutes :

Ingrédients :

400g de tofu ferme, coupé en cubes
2 carottes, coupées en fines lamelles
1 poivron rouge, coupé en lanières
1 brocoli, coupé en petits bouquets
2 cuillères à soupe de sauce soja légère
1 cuillère à soupe de gingembre frais, râpé
2 gousses d'ail, hachées finement
1 cuillère à soupe d'huile de sésame
1 cuillère à café de graines de sésame (en option)
Ciboulette ou coriandre fraîche pour la garniture

Préparation du tofu :

Disposez les cubes de tofu sur une assiette tapissée de papier absorbant pour en éliminer l'excès d'eau.

Préparation des légumes :

Placez les lamelles de carottes, les lanières de poivron rouge et les bouquets de brocoli dans un panier vapeur.

Cuisson à la vapeur :

Ajoutez les cubes de tofu au panier vapeur au-dessus des légumes.
Faites cuire à la vapeur pendant environ 10 - 12 minutes, jusqu'à ce que les légumes soient tendres et le tofu bien chaud.

Préparation de la sauce :

Dans un bol, mélangez la sauce soja, le gingembre râpé, l'ail haché et l'huile de sésame.

Assemblage :

Disposez les légumes et le tofu dans un plat de service.
Versez la sauce préparée sur le dessus.
Saupoudrez de graines de sésame (si utilisées) et garnissez de ciboulette ou de coriandre fraîche.
Vous pouvez également accompagner ce plat de quinoa ou de riz.

Desserts

Certains desserts, comme les puddings, les gâteaux de riz et les flans, peuvent être cuits à la vapeur pour une texture douce et moelleuse.

Je vous propose ma recette :

Pudding à la vapeur aux fruits

Temps total de préparation et de cuisson d'environ 45 minutes.

Ingrédients :

1 tasse de farine d'avoine
1/2 tasse de compote de pommes non sucrée.
1/4 tasse de sirop d'érable (ou édulcorant de votre choix)
1/4 tasse de lait d'amande (ou un autre lait non sucré)
1 cuillère à café d'extrait de vanille
1 cuillère à café de levure chimique
1/2 cuillère à café de cannelle
Une pincée de sel
1 tasse de fruits frais coupés (fraises, bleuets, etc.)

Préparation de la pâte :

Dans un bol, mélangez la farine d'avoine, la compote de pommes, le sirop d'érable, le lait d'amande, l'extrait de vanille, la levure chimique, la cannelle, et une pincée de sel. Mélangez bien jusqu'à obtenir une pâte homogène.

Préparation du moule à vapeur :

Graissez légèrement un moule à pudding ou utilisez des petits moules individuels.

Cuisson à la vapeur :

Versez la pâte dans le moule à pudding.
Ajoutez les fruits coupés sur le dessus de la pâte.
Couvrez le moule avec un couvercle ou du papier sulfurisé et attachez-le avec de la ficelle.
Placez le moule dans le panier vapeur.
Faites cuire à la vapeur pendant environ 25 - 30 minutes, ou jusqu'à ce que le pudding soit cuit et ferme au toucher.

Service :

Laissez refroidir légèrement avant de démouler.
Servez avec des fruits frais supplémentaires si vous désirez.

N'hésitez pas à ajuster les ingrédients en fonction de vos préférences et de vos besoins nutritionnels.

Légumes-racines

Les légumes-racines comme les pommes de terre, les patates douces et les betteraves peuvent être coupés en dés et cuits à la vapeur pour préserver leur saveur.

Je vous indique ma recette :

Gratin de légumes-racines au thym

Pour 4 personnes et d'un temps total de préparation et de cuisson d'environ 60 minutes :

Ingrédients :

2 carottes, pelées et coupées en rondelles fines
2 navets, pelés et coupés en rondelles fines
1 panais, pelé et coupé en rondelles fines
1 patate douce, pelée et coupée en rondelles fines
1 oignon rouge, émincé
2 gousses d'ail, hachées
1 cuillère à soupe d'huile d'olive
Sel et poivre, selon votre goût
1 cuillère à café de thym séché
1/2 tasse de bouillon de légumes (faible en sodium)
1/4 tasse de fromage parmesan râpé (facultatif)
Persil frais, haché (pour la garniture)

Préparations :

Préchauffez le four à 200°C.
Dans une poêle, faites chauffer l'huile d'olive à feu moyen. Ajoutez l'oignon et l'ail, puis faites-les revenir jusqu'à ce qu'ils soient dorés.
Ajoutez les carottes, les navets, le panais et la patate douce. Faites sauter les légumes pendant 5 - 7 minutes jusqu'à ce qu'ils soient légèrement tendres.
Assaisonnez avec du sel, du poivre et le thym.

Mélangez bien.

Transférez les légumes dans un plat à gratin.

Versez le bouillon de légumes sur les légumes.

Saupoudrez le fromage parmesan râpé sur le dessus (si vous le souhaitez).

Couvrez le plat de papier d'aluminium et faites cuire au four pendant environ 25 - 30 minutes, jusqu'à ce que les légumes soient tendres.

Retirez le papier d'aluminium et faites cuire encore 10 minutes pour obtenir une surface dorée.

Saupoudrez de persil frais haché avant de servir.

Ce gratin de légumes-racines est riche en fibres, faible en calories et propose une alternative saine aux gratins traditionnels.

Pâtes

Vous pouvez aussi cuire à la vapeur des pâtes comme les spaghetti dont je vous propose cette recette.

Spaghetti à la vapeur avec légumes croquant

Pour 4 personnes et d'un temps de préparation et de cuisson total d'environ 30 minutes

Ingrédients :

400g de spaghetti complets (ou une alternative de pâtes à grains entiers)
2 courgettes, coupées en fines lanières

1 poivron rouge, coupé en lanières
1 brocoli, coupé en petits bouquets
2 cuillères à soupe d'huile d'olive extra vierge
Jus de 2 citrons
Zeste râpé d'un citron
3 gousses d'ail, hachées finement
Sel et poivre, selon votre goût
Fromage parmesan râpé (facultatif)
Herbes fraîches (persil, basilic) pour la garniture

Préparation des légumes :

Placez les lanières de courgettes, les lanières de poivron rouge et les bouquets de brocoli dans un panier vapeur.

Cuisson à la vapeur :

Faites cuire les légumes à la vapeur pendant environ 5 - 7 minutes, jusqu'à ce qu'ils soient légèrement tendres mais encore croquants.

Cuisson des spaghetti :

Pendant ce temps, faites cuire les spaghetti selon les instructions sur l'emballage pour obtenir la consistance désirée.

Préparation de la sauce :

Dans une petite casserole, chauffez l'huile d'olive. Ajoutez l'ail haché et faites-le revenir jusqu'à ce qu'il soit doré.

Ajoutez le jus de citron, le zeste de citron, le sel et le poivre. Mélangez bien.

Assemblage :

Mélangez les spaghetti cuits avec les légumes vapeur.

Versez la sauce préparée sur les pâtes et les légumes. Mélangez délicatement pour bien enrober.

Service :

Servez les spaghetti dans des assiettes. Saupoudrez de fromage parmesan râpé (si utilisé) et garnissez d'herbes fraîches.

N'hésitez pas à ajuster les quantités selon vos préférences et les besoins de votre régime.

Lors de la cuisson à la vapeur, assurez-vous d'utiliser un équipement de cuisson à la vapeur approprié, comme un cuiseur vapeur ou un panier vapeur, et de suivre les temps de cuisson recommandés pour chaque type d'aliment.

Vous pouvez également ajouter des assaisonnements, des herbes, des épices ou des sauces pour donner plus de saveur à vos plats cuits à la vapeur.

La cuisson à la vapeur est une méthode saine qui

préserve la saveur et les nutriments des aliments, ce qui en fait un excellent choix pour une cuisine légère et équilibrée.

Liste d'aliments variés

Cette liste vous offre la possibilité d'ajouter de la diversité à votre alimentation en fonction de vos préférences du jour. Elle vous prodiguera également des conseils sur les aliments qui correspondent à votre régime.

Légumes à feuilles vertes :

Les épinards, le chou frisé et la laitue sont riches en vitamines, minéraux et fibres tout en étant faibles en calories.

Légumes colorés :

Les carottes, les poivrons, les tomates, et les courgettes fournissent une variété de nutriments essentiels et ajoutent de la couleur et de la saveur à vos repas.

Fruits frais :

Les baies, les pommes, les oranges et les bananes sont d'excellentes sources de vitamines, fibres naturelles et antioxydants.

Protéines maigres :

Le poulet, la dinde, le poisson, les œufs et le tofu

sont des sources de protéines maigres qui favorisent la satiété et contribuent à la préservation de la masse musculaire.

Légumineuses :

Les lentilles, les haricots noirs, les pois chiches sont riches en protéines végétales, en fibres et en nutriments essentiels.

Céréales complètes :

Le quinoa, le riz brun, l'avoine offrent des glucides complexes, des fibres et des nutriments qui fournissent une énergie durable.

Produits laitiers faibles en gras :

Le yaourt grec, le fromage cottage et le lait faible en gras sont d'excellentes sources de calcium et de protéines.

Noix et graines :

Les amandes, les noix, les graines de chia et de lin sont riches en acides gras essentiels, en protéines et en fibres.

Huiles saines :

L'huile d'olive, l'huile de noix et l'huile de lin fournissent des graisses saines pour le cœur et ajoutent de la saveur à vos plats.

Produits de la mer :

Le saumon, les crevettes et le thon sont riches en acides gras oméga-3, bénéfiques pour la santé cardiaque.

Légumes crucifères :

Le brocoli, le chou-fleur et les choux de Bruxelles sont riches en nutriments et peuvent soutenir la détoxification.

L'huile dans un régime

Le corps a besoin d'huiles alimentaires pour plusieurs raisons importantes. Les huiles alimentaires fournissent des acides gras essentiels, des calories, des vitamines liposolubles et des saveurs à notre alimentation.

Les huiles sont importantes dans notre alimentation car les huiles alimentaires sont une source essentielle d'acides gras oméga-3 et oméga-6, qui sont des acides gras polyinsaturés nécessaires à la santé. Ces acides gras jouent un rôle important dans le fonctionnement du cerveau, le développement cellulaire, la régulation de l'inflammation et d'autres processus corporels.

Les huiles alimentaires sont une source concentrée de calories. Les calories provenant des graisses sont essentielles pour fournir de l'énergie à notre corps. Cependant, il est important de consommer des huiles avec modération, car elles sont caloriques et une consommation excessive peut entraîner une prise de poids.

Les vitamines liposolubles (A, D, E et K) sont mieux absorbées en présence de graisses. Les huiles alimentaires aident donc à l'absorption de ces vitamines essentielles.

Les huiles alimentaires ajoutent de la saveur, de la texture et du crémeux à de nombreux plats. Elles sont couramment utilisées dans la cuisine pour sauter, frire, assaisonner et faire des vinaigrettes.

Cependant, il est important de faire des choix judicieux en matière d'huiles alimentaires. Toutes les huiles ne sont pas équivalentes en termes de composition en acides gras et de santé. Il est recommandé de privilégier les huiles riches en acides gras insaturés, comme l'huile d'olive, l'huile de colza, l'huile d'avocat et l'huile de noix.

Ces huiles sont considérées comme plus saines que les huiles riches en acides gras saturés, comme l'huile de coco ou l'huile de palme, qui devraient être consommées avec modération.

Mais, la quantité d'huile dont vous avez besoin dépend aussi de votre âge, de votre sexe, de votre niveau d'activité et de vos besoins caloriques.

Qu'en est-il de manger 5 fruits par jour ?

La recommandation de consommer 5 fruits par jour nécessite une approche éclairée de la composition nutritionnelle des fruits, en particulier de leur teneur en sucre naturel. Bien que les fruits fournissent des vitamines, des minéraux, des fibres et des antioxydants bénéfiques, ils contiennent également des sucres naturels tels que le fructose.

Il est crucial de faire la distinction entre les sucres naturels présents dans les fruits et les sucres ajoutés. Les fruits offrent des nutriments essentiels en plus des sucres, tandis que les sucres ajoutés, couramment présents dans les produits transformés, peuvent contribuer à des apports caloriques vides.

La présence de fibres alimentaires dans les fruits est un élément clé. Les fibres aident à réguler la libération de sucre dans le sang, contribuant ainsi à maintenir une réponse glycémique plus stable.

La variété dans le choix des fruits est également essentielle. Opter pour une gamme de fruits, notamment ceux à faible indice glycémique comme les baies, permet de diversifier les nutriments et de minimiser les variations du taux de sucre dans le sang.

La modération dans les portions est un principe fondamental. Consommer une variété de fruits en quantités appropriées est généralement bénéfique.

Enfin, il est crucial de considérer les besoins nutritionnels individuels, qui varient en fonction de facteurs tels que l'âge, le niveau d'activité physique, les objectifs de santé et les conditions médicales. Les personnes ayant des préoccupations précises liées à la glycémie doivent consulter un spécialiste de la santé ou un nutritionniste pour des conseils personnalisés.

Quels sont donc les 5 fruits à privilégier pour un régime ?

Lorsqu'on cherche à inclure des fruits dans un régime, privilégier ceux qui sont riches en nutriments tout en étant modérés en sucres peut être une approche judicieuse.

Voici 5 fruits qui peuvent être bénéfiques dans le cadre d'un régime :

Baies (fraises, myrtilles, framboises) :

Les baies sont riches en antioxydants, en vitamines et en fibres, mais relativement faibles en calories et en sucres. Elles sont également associées à des bienfaits pour la santé cardiovasculaire.

Pommes :

Les pommes sont une excellente source de fibres, contribuant à la satiété. Elles ont également un indice glycémique modéré et sont riches en vitamines.

Poires :

Les poires fournissent des fibres, des vitamines et des minéraux. Elles ont une teneur en sucre modérée et peuvent être une option rafraîchissante et nourrissante.

Avocats :

Techniquement, un fruit, les avocats sont riches en graisses saines, en fibres et en divers nutriments. Ils peuvent contribuer à la sensation de satiété.

Pamplemousses :

Les pamplemousses ont une teneur en sucre relativement basse par rapport à d'autres fruits. Ils sont également riches en vitamine C et en fibres, ce qui peut être bénéfique pour la digestion.

Qu'en est-il de manger
5 légumes par jour ?

L'adoption d'une habitude alimentaire consistant à consommer cinq légumes par jour est une recommandation clé pour promouvoir la santé globale. Les légumes, par leur richesse en nutriments, jouent un rôle essentiel dans le maintien d'une alimentation équilibrée et nutritive.

Ils sont une source inestimable de vitamines, de minéraux et d'antioxydants, qui sont tous utiles au fonctionnement optimal de notre organisme. Ces éléments nutritifs contribuent notamment à la santé des os, de la peau, des yeux et du système immunitaire.

Les légumes sont une excellente source de fibres alimentaires, favorisant une digestion saine. Ces fibres, non seulement, soutiennent la régularité digestive, mais elles contribuent également à la sensation de satiété, facilitant ainsi la gestion du poids, et peuvent jouer un rôle dans la régulation du taux de sucre dans le sang.

La plupart des légumes sont naturellement peu caloriques, ce qui en fait des choix alimentaires judicieux pour ceux qui cherchent à contrôler ou à réduire leur apport calorique tout en bénéficiant d'une gamme complète de nutriments.

Des études montrent que la consommation régulière de légumes est associée à une réduction des risques de maladies chroniques, dont les maladies cardiaques, le diabète de type 2 et certains cancers.

Certains légumes, tels que le concombre et la laitue sont riches en eau, ce qui soutient l'hydratation corporelle.

Quels sont donc les 5 légumes à privilégier pour un régime ?

Lorsqu'on envisage un régime, il est généralement recommandé de privilégier des légumes qui sont à la fois nutritifs et peu caloriques.

Voici cinq légumes souvent recommandés dans le cadre d'un régime :

Épinards :

Les épinards sont riches en nutriments essentiels, y compris la vitamine K, la vitamine A, le fer et le calcium. Ils sont également faibles en calories, ce qui en fait un choix idéal pour un régime.

Brocoli :

Le brocoli est une excellente source de fibres, de

vitamine C, de vitamine K et d'antioxydants. Il est faible en calories et peut être une option polyvalente dans de nombreuses recettes.

Poivrons :

Les poivrons, qu'ils soient rouges, verts ou jaunes, sont riches en vitamine C et en fibres. Ils ajoutent de la couleur et de la saveur à vos repas tout en fournissant des nutriments essentiels.

Courgettes :

Les courgettes sont faibles en calories et riches en eau. Elles peuvent être utilisées de différentes manières dans la cuisine, que ce soit en sauté, grillées ou en spirales pour remplacer les pâtes.

Chou-fleur :

Le chou-fleur est un légume polyvalent qui peut être utilisé comme alternative à des aliments plus riches en calories, comme le riz ou la purée de pommes de terre. Il est également riche en vitamine C, en fibres et en composés antioxydants.

Il est important de noter que la variété dans les légumes consommés est essentielle pour s'assurer que vous obtenez une gamme complète de nutriments. En plus de ces cinq légumes, n'hésitez pas à incorporer d'autres légumes colorés dans votre alimentation pour maximiser les bienfaits nutritionnels.

La couleur des légumes,
sont-elles importantes ?

Il est recommandé de diversifier la palette de légumes pour garantir une variété maximale de nutriments. La couleur des légumes peut être un indicateur de la diversité des nutriments qu'ils fournissent.

En effet, la variété de couleurs dans les légumes est souvent associée à une diversité de nutriments bénéfiques pour la santé. Chaque couleur de légume est généralement liée à des composés spécifiques qui confèrent des avantages nutritionnels.

Voici une exploration des différentes couleurs et de leurs propriétés nutritives associées :

Vert :

Les légumes verts, tels que les épinards, le brocoli et les haricots verts, sont riches en chlorophylle, qui est associée à la détoxification, à la régulation de la pression artérielle et à la santé digestive. Ils contiennent souvent de la vitamine K, de l'acide folique, du fer et des antioxydants comme la lutéine.

Rouge :

Les légumes rouges, tels que les tomates et les poivrons rouges, contiennent du lycopène, un antioxydant qui a des propriétés anti-inflammatoires et est associé à la prévention du cancer. Ils fournissent souvent de la vitamine C et du potassium.

Orange et jaune :

Les légumes oranges et jaunes, comme les carottes et les patates douces, sont riches en bêta-carotène, un précurseur de la vitamine A, qui favorise la santé des yeux et de la peau. Ils fournissent également de la vitamine C, du potassium et des fibres.

Bleu et Violet :

Les légumes bleus et violets, tels que les myrtilles et les aubergines, contiennent des anthocyanes, des antioxydants associés à la santé cérébrale, cardiovasculaire et à la réduction de l'inflammation. Ils peuvent également fournir des vitamines C et K.

Blanc :

Les légumes blancs, comme l'ail et les oignons, contiennent des composés soufrés qui ont des propriétés anti-inflammatoires et antibactériennes. Ils peuvent fournir de l'alicine, des flavonoïdes et du potassium.

En intégrant une variété de couleurs dans votre alimentation, vous pouvez maximiser la gamme de nutriments que vous consommez.

Cependant, il est important de noter que chaque légume a une composition nutritionnelle unique, et il est recommandé de consommer une large variété pour garantir une diversité maximale de nutriments.

Artichaut vert ou violet ?

La différence entre l'artichaut vert et l'artichaut violet, vient principalement au niveau de la couleur et de la saveur.

Couleur :

Artichaut Vert : l'artichaut vert est la variété la plus courante. Sa couleur externe varie du vert pâle au vert foncé, en fonction de sa maturité.

Artichaut Violet : l'artichaut violet a une teinte pourpre à violet foncé, surtout sur les feuilles extérieures. Cette couleur caractéristique est due à des anthocyanes, des pigments naturels.

Saveur :

Artichaut Vert : les artichauts verts ont généralement une saveur douce et délicate. Les feuilles extérieures peuvent être un peu plus dures, mais le cœur tendre est apprécié pour sa texture et sa saveur subtiles.

Artichaut Violet : les artichauts violets ont souvent une saveur similaire aux verts, bien que certains affirment qu'ils peuvent avoir un goût un peu plus sucré.

Maturité :

Artichaut Vert : les artichauts verts sont généralement récoltés avant leur pleine maturité, lorsqu'ils sont plus compacts et ont moins de fleurs développées.

Artichaut Violet : les artichauts violets sont souvent récoltés à une maturité plus avancée, ce qui peut influencer la taille et la forme de l'artichaut.

Contenu Nutritif :

Les différences nutritionnelles entre les artichauts verts et violets sont généralement minimes. Ils sont tous deux riches en fibres, en antioxydants, en vitamines et en minéraux.

En cuisine, la plupart des variétés d'artichauts, qu'ils soient verts ou violets, peuvent être préparées de manière similaire. Ils peuvent être cuits à la vapeur, grillés, bouillis ou utilisés dans des salades, des plats d'accompagnement et d'autres préparations culinaires.

La préférence pour l'un ou l'autre peut être basée sur la préférence personnelle en termes de goût et d'esthétique.

Aliment à ne pas bannir

le lait

Le lait par lui-même ne fait pas nécessairement grossir. La prise de poids dépend de votre apport calorique total par rapport à votre dépense calorique totale. Le lait est une source de nutriments essentiels, notamment de protéines, de calcium, de vitamine D et d'autres vitamines et minéraux, mais il contient également des calories.

Si vous consommez du lait en quantités modérées et qu'il s'inscrit dans le cadre d'un régime alimentaire équilibré, il ne devrait pas contribuer à une prise de poids indue. Cependant, si vous consommez régulièrement des quantités excessives de lait (ou de produits laitiers) sans ajuster votre apport calorique global, cela peut contribuer à un surplus de calories, ce qui peut entraîner une prise de poids.

Il est important de noter que certaines personnes peuvent être intolérantes au lactose ou allergiques aux produits laitiers, ce qui peut provoquer des problèmes digestifs et d'autres symptômes indésirables. Dans de tels cas, il existe des alternatives sans lactose ou non laitières disponibles.

En résumé, le lait par lui-même n'est ni un aliment qui fait maigrir ni un aliment qui fait grossir. Il s'agit d'une source de nutriments importants, mais sa consommation doit être équilibrée dans le contexte d'une alimentation globale pour maintenir un poids corporel sain.

Le beurre

Le beurre est une matière grasse d'origine laitière. Comme pour le lait, la prise de poids associée à la consommation de beurre dépend de la quantité consommée par rapport à votre apport calorique total. Voici quelques points à prendre en considération :

Calories :

Le beurre est riche en calories, car il est principalement composé de matières grasses. Une cuillère à soupe de beurre contient environ 100 calories. Si vous consommez régulièrement des quantités importantes de beurre sans surveiller votre apport calorique total, cela peut contribuer à une prise de poids.

Graisses saturées :

Le beurre est également riche en graisses saturées, qui sont associées à un risque accru de maladies cardiovasculaires lorsqu'elles sont consommées en excès. Par conséquent, il est recommandé de limiter la consommation de graisses saturées dans le cadre d'une alimentation saine.

Utilisation avec modération :

Le beurre peut être inclus dans un régime alimentaire équilibré, mais il est important de l'utiliser avec modération. Au lieu de cela, vous pouvez envisager des alternatives plus saines pour les matières grasses, comme l'huile d'olive, l'huile de colza ou d'autres huiles végétales, qui contiennent des graisses insaturées bénéfiques pour la santé.

En conclusion, la clé pour maintenir un poids corporel sain est de considérer votre régime alimentaire dans son ensemble. Il est essentiel de manger une variété d'aliments nutritifs, y compris des légumes, des fruits, des protéines maigres, des grains entiers et des produits laitiers faibles en gras. La modération et l'équilibre sont essentiels.

Les confitures

Les confitures sont généralement riches en sucre, ce qui les rend caloriques. Leur consommation peut être intégrée à un régime alimentaire équilibré, mais il est important de le faire avec modération. Par conséquent, il est important de consommer des confitures avec modération. Vous n'avez pas besoin de les éliminer complètement de votre alimentation, mais il est judicieux de limiter leur quantité.

Sur le marché, il existe des confitures allégées en sucre ou des versions sans sucre ajouté. Ces alternatives contiennent moins de calories et de sucre par portion, ce qui peut être préférable si vous souhaitez réduire votre apport en sucre.

Si vous cherchez à réduire le sucre, tout en ajoutant de la saveur à vos aliments, envisagez des alternatives aux confitures. Par exemple, vous pouvez utiliser du beurre d'arachide sans sucre ou d'amande, de la purée de fruits naturels ou du yaourt nature sans sucre comme garnitures pour vos tartines.

Lorsque vous utilisez de la confiture, mesurez soigneusement les portions pour éviter de consommer trop de sucre en une seule fois. Une petite quantité peut suffire à ajouter de la saveur à vos aliments.

Si vous recherchez une option plus saine pour sucrer vos aliments, envisagez d'utiliser des fruits frais. Les fruits frais fournissent des fibres, des vitamines et des minéraux en plus du sucre naturel, ce qui en fait une option plus nutritive que les confitures riches en sucre.

En remplacement du sucre blanc raffiné, vous pouvez utiliser du miel ou du sirop d'érable avec parcimonie. Ces édulcorants naturels ont un goût sucré et peuvent être utilisés pour sucrer des aliments comme le yaourt ou les céréales.

L'essentiel est de prendre des décisions alimentaires éclairées et de maintenir un équilibre dans votre alimentation. Si vous aimez vraiment les confitures, il n'y a pas de mal à les inclure de temps en temps, mais soyez conscient de leur teneur en sucre et de leurs calories. Il est également important de considérer les portions et d'explorer des alternatives plus saines pour sucrer vos aliments.

Les tisanes pour un bon sommeil

La prise d'une tisane le soir avant de se coucher peut être une habitude apaisante et relaxante pour de nombreuses personnes. Cependant, il est essentiel de choisir judicieusement les types de tisanes que vous consommez et de considérer comment elles pourraient affecter votre sommeil.

Évitez les tisanes qui contiennent de la caféine, car la caféine peut perturber votre sommeil. Optez plutôt pour des tisanes à base de plantes sans caféine, telles que la camomille, la menthe poivrée, la mélisse, la valériane ou la lavande. Ces herbes sont souvent utilisées pour leurs propriétés relaxantes.

Les boissons très chaudes peuvent augmenter la température corporelle, ce qui peut rendre plus difficile l'endormissement. Laissez refroidir votre tisane à une température confortable avant de la boire. Ne buvez pas de grandes quantités de tisane juste avant de vous coucher pour éviter de perturber votre sommeil en vous réveillant pour aller aux toilettes.

Certaines tisanes peuvent contenir des herbes qui ont des effets stimulants, comme le ginseng ou le guarana. Assurez-vous de lire les étiquettes des tisanes pour vous assurer qu'elles ne contiennent pas de composés qui pourraient vous tenir éveillé.

Car prendre une tisane peut faire partie d'une routine apaisante du soir, ce qui peut signaler à votre corps qu'il est temps de se détendre et de se préparer au sommeil. Évitez de consommer des aliments comme le chocolat noir qui contient de la caféine, bien que la quantité soit généralement inférieure à celle du café. La caféine est un stimulant qui peut affecter le sommeil en empêchant certaines personnes de s'endormir facilement. ou des boissons comme le cola qui contient aussi de la caféine, en plus d'autres stimulants naturels, juste avant le coucher.

Mais chacun réagit différemment aux tisanes et à leurs herbes spécifiques. Si vous trouvez qu'une tisane particulière vous aide à vous détendre et à mieux dormir, cela peut être une bonne habitude à adopter.

En résumé, les tisanes sans caféine et à base d'herbes relaxantes peuvent être une option agréable et bénéfique pour favoriser un sommeil de meilleure qualité. Cependant, il est important de choisir des tisanes appropriées et de les consommer avec modération. Si vous avez des problèmes de sommeil persistants, il peut être utile de consulter un professionnel de la santé pour discuter de vos habitudes de sommeil et de toute autre préoccupation liée au sommeil.

Les causes et les conséquences
d'une alimentation déséquilibrée ?

Le développement de pratiques alimentaires inadéquat, marqué par une surconsommation de graisses saturées, de sucre ajouté et de sel, figure parmi les principaux facteurs contribuant à un déséquilibre nutritionnel.

De plus, le manque de connaissances nutritionnelles et des contraintes de temps liées à un mode de vie effréné peuvent également influencer les choix alimentaires.

Dans certaines régions, la disponibilité limitée d'aliments nutritifs et des contraintes économiques peuvent conduire à des options alimentaires moins équilibrées, tandis que des facteurs tels que l'accessibilité des aliments peuvent jouer un rôle dans ce déséquilibre nutritionnel.

Les conséquences d'une alimentation déséquilibrée sont variées et impactent significativement la santé. La malnutrition, résultant d'un apport inadéquat ou excessif de certains nutriments, peut entraîner des carences ou des excès nutritionnels, donnant lieu à divers problèmes de santé.

Parmi ces conséquences figure la prise de poids,

surtout lorsque l'alimentation est riche en calories vides provenant d'aliments transformés. Les risques de maladies cardiovasculaires augmentent avec une consommation excessive de gras saturés et de cholestérol, tandis que le risque de diabète de type 2 est associé à une alimentation riche en sucres ajoutés et en glucides simples.

Des problèmes digestifs, tels que la constipation, peuvent résulter d'une faible consommation de fibres alimentaires. De plus, des carences en calcium et en vitamine D provenant d'une alimentation déséquilibrée peuvent contribuer à des problèmes de santé osseuse, tels que l'ostéoporose. L'affaiblissement du système immunitaire est une autre conséquence possible, augmentant la susceptibilité aux infections. Chez les enfants, une alimentation déséquilibrée peut entraver la croissance et le développement harmonieux.

Afin de favoriser une santé optimale à long terme, il est essentiel de maintenir une alimentation équilibrée, en incluant une variété d'aliments riches en nutriments essentiels. Mais n'oubliez pas qu'en cas de doute ou de besoin d'orientation personnalisée, la consultation d'un professionnel de la santé ou d'un nutritionniste est fortement recommandée.

C'est décidé, aujourd'hui,
je balance mon poids !

Lorsqu'on se lance dans un régime, il est crucial d'adopter une approche axée sur des habitudes alimentaires saines et durables. Plutôt que de succomber à des régimes restrictifs, il faut privilégier une alimentation équilibrée comprenant une variété de fruits, légumes, protéines maigres, grains entiers et matières grasses saines.

La modération est une clé importante. Portez une attention particulière à la taille des portions pour éviter la suralimentation, tout en apprenant à reconnaître les signaux de satiété de votre corps.

Restez hydraté en buvant suffisamment d'eau tout au long de la journée. Évitez les régimes extrêmes, car ils sont rarement durables à long terme et peuvent entraîner des carences nutritionnelles. Ne sautez pas non plus des repas, il faut mieux manger peu que pas du tout.

Je recommande vivement d'incorporer l'activité physique dans votre régime. Combiner une alimentation saine avec une routine d'exercice régulière contribue à la perte de poids et favorise le bien-être général.

Écoutez votre corps en apprenant à reconnaître les signaux de faim et de satiété. Mangez lorsque vous avez faim et arrêtez-vous lorsque vous êtes rassasié. La planification des repas peut vous aider à éviter les choix alimentaires impulsifs, alors pensez à préparer des repas équilibrés à l'avance mais sans pour autant les grignoter à tout moment de la journée.

L'importance du sommeil ne doit pas être sous-estimée. Un sommeil suffisant est essentiel pour un métabolisme sain et peut influencer la régulation de l'appétit.

Enfin, soyez patient et persévérant. La perte de poids durable peut aussi prendre du temps. La patience et la persévérance sont des qualités essentielles pour atteindre et maintenir des résultats à long terme. Avant d'entreprendre un régime, il est toujours recommandé de consulter un professionnel de la santé, surtout en cas de problèmes de santé, car chaque individu a des besoins nutritionnels spécifiques.

Méthodes courantes pour brûler des calories

L'adoption de méthodes courantes pour brûler des calories est vivement recommandée en raison de plusieurs bénéfices liés à la santé et à la praticité. Ces approches présentent des avantages.

Tout d'abord, elles sont accessibles à la plupart des individus. Des activités comme la marche, la course, le vélo ou la natation sont facilement intégrables dans le quotidien.

En outre, ces méthodes offrent une régularité dans l'exercice, favorisant ainsi une meilleure santé cardiovasculaire, le contrôle du poids et une amélioration générale de la condition physique.

La diversité des exercices proposés contribue également à travailler différents groupes musculaires, à accroître la flexibilité et à réduire le risque de blessures liées à la répétition constante des mêmes mouvements.

Par ailleurs, ces activités ont des impacts positifs sur la santé mentale en réduisant le stress, améliorant l'humeur et favorisant un sommeil de meilleure qualité.

Enfin, l'adoption régulière de méthodes courantes de dépense énergétique contribue au maintien d'un équilibre entre l'apport et la dépense calorique, ce qui est essentiel pour le contrôle du poids.

Il est toutefois important de souligner que l'efficacité de l'exercice dépend de la régularité, de l'intensité et de la durée de l'activité physique.

Rapport d'analyse et ordonnances médicales

Docteur

07320 SAINT AGREVE

remplaçant

médecine générale

Tél:
Consultations sur Rendez-vous

Mr ERIC BOROWIAK
29/01/1962

SAINT AGREVE, le 07/06/2023 29/01/1962

Patient : Masculin, 61 ans, 99 kg

Dr

A ROCHEFORT LE 30/06/23

Cher confrère,

---> ACTE du 12 JUIN 2023:
PREMIERE CONSULTATION

POIDS 99 KG

---> ACTE du 23 JUIN 2023:

POIDS 94 KG

07320 SAINT AGREVE

Docteur

médecine générale

Consultations sur Rendez-vous

Mr ERIC BOROWIAK
29/01/1962

SAINT AGREVE, le 18/09/2023

Patient : Masculin, 61 ans, 82 kg

07320 SAINT AGREVE

Docteur

Médecin Généraliste

Mr ERIC BOROWIAK
29/01/1962

SAINT AGREVE, le 07/12/2023

Patient : Masculin, 61 ans, 78 kg

Membre d'une association de gestion agréée, le règlement par chèque et CB est accepté.

07320 SAINT AGREVE

Docteur

Médecin Généraliste

Mr ERIC BOROWIAK
29/01/1962

SAINT AGREVE, le 29/12/2023

Patient : Masculin, 61 ans, 74 kg

07320 SAINT AGREVE

médecine générale

Mr ERIC BOROWIAK
29/01/1962

SAINT AGREVE, le 19/01/2024

Patient : Masculin, 61 ans, 72 kg

Membre d'une association de gestion agréée, le règlement par chèque et CB est accepté.

Laboratoire de Biologie Médicale

Patient : **Monsieur BOROWIAK Eric** (M)
Nom de naissance : BOROWIAK
Né(e) le 29/01/1962 (61 Ans)
Matricule INS : -

Prescripteur :
Copie à :

Prélevé le : **10/10/23 à 09H03**

Dossier n° :
Enregistré le : 10/10/23
Edité le : 10/10/23 à 15:39

Monsieur BOROWIAK ERIC

07320 SAINT AGREVE

Résultats validés biologiquement le 10/10/23 à 15:39 par
Résultats édités le 10/10/23 à 15:39

✔

BILAN VITAMINIQUE

✔ Vitamine B12 [1] ....   335 pmol/L   *145 à 569*   327
Sérum, Electrochimiluminescence,

Attention : Les analyses signalées par (1) peuvent dans de rares cas être sensibles à de fortes doses de biotine. Il est donc préférable pour les patients prenant des doses > 5 mg/ jour de réaliser le prélèvement au moins 8h après la dernière prise médicamenteuse.

Interprétation	
- inférieur à 145 pmol/L	Carence en vitamine B12 très probable : rechercher une carence d'apport, une malabsorption, une anémie de Biermer, un syndrome de non dissociation de la vitamine B12 de ses protéines de transport.
- entre 145 pmol/L et 221 pmol/L	Possible carence en vitamine B12. La mise en évidence d'une hyperhomocystéinémie permettrait de le confirmer (attention, cette anomalie peut également se retrouver en cas d'insuffisance rénale et de déficit en vitamine B9 et/ou B6).
- supérieur à 221 pmol/L	Carence en vitamine B12 très peu probable.
- supérieur à 738 pmol/L	En l'absence d'un apport récent en vitamine B12, une concentration élevée en vitamine B12 est souvent associée aux pathologies suivantes : pathologies hépatiques, néoplasies, hémopathies. Explorations complémentaires à envisager selon le contexte clinique.

✔

Edition finale

Nourrissez votre corps avec amour et positivité, car un régime heureux conduit à une vie saine et épanouissante.

Éric Borowiak

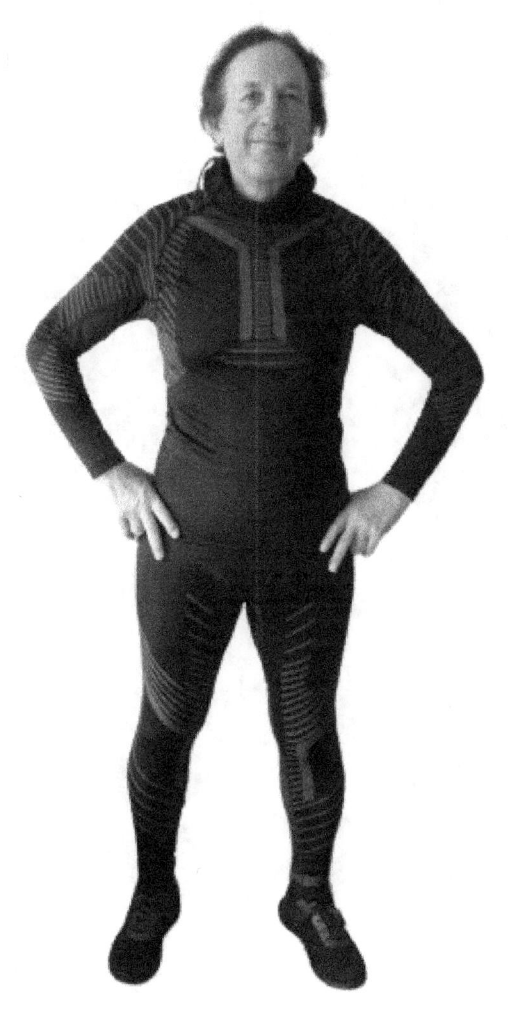

**CE QUE J'AI PU ACCOMPLIR !
VOUS POUVEZ L'ACCOMPLIR !**

* 9 7 9 8 8 7 9 1 1 2 6 7 2 *